Alok Kumar Singh
Giridhari Das

Estudos epidemiológicos do parasitismo gastrointestinal em caprinos em Madhya Pradesh

Alok Kumar Singh
Giridhari Das

Estudos epidemiológicos do parasitismo gastrointestinal em caprinos em Madhya Pradesh

Incidência parasitária na Índia Central

ScienciaScripts

Imprint

Cover image: www.ingimage.com

This book is a translation from the original published under ISBN 978-3-659-85926-7.

Publisher:
Sciencia Scripts
is a trademark of
Dodo Books Indian Ocean Ltd. and OmniScriptum S.R.L publishing group

120 High Road, East Finchley, London, N2 9ED, United Kingdom
Str. Armeneasca 28/1, office 1, Chisinau MD-2012, Republic of Moldova, Europe
Printed at: see last page
ISBN: 978-620-6-15259-0

Índice

LISTA DE ABREVIATURAS

ABBREVIATION	STAND FOR
₹	Indian Currency (Rupess)
%	Per cent
°C	Degree Centigrade
et al.	(et alli) and elsewhere
Fig.	Figure
gm	Gram
i.e.	That is
Kg	Kilogram
ml	Millilitre
NDVSU	Nanaji Deshmukh Veterinary Science University

CAPÍTULO 1

INTRODUÇÃO

A Índia possui 140,5 milhões de cabras (recenseamento do gado, 2007), o que representa 16,53% do total da população caprina mundial. Uma vez que a carne de cabra não tem qualquer tabu religioso, as pessoas preferem-na maioritariamente. Representa cerca de 18,97% do total da carne produzida no país (recenseamento do efetivo pecuário, 2007). O custo da produção de cabras no atual sistema de criação de cabras é de facto baixo e os ganhos monetários através da venda dos seus produtos como a carne, a fibra e a pele são suficientemente elevados para levar os proprietários de cabras a manterem as práticas seguidas ao longo dos tempos (Bhattacharya, 1989). Além disso, a produção de cabras representa cerca de ? 2443,3 crore por ano para o rendimento nacional (Prasad, 2002).

Os pequenos ruminantes, como os ovinos e os caprinos, têm um enorme potencial para impulsionar a economia do nosso país e constituem uma importante fonte de rendimento, especialmente para os agricultores marginais e os trabalhadores sem terra do nosso país. No entanto, várias doenças helmínticas são responsáveis por grandes perdas devido à redução da produção, morbilidade e mortalidade dos animais. Infelizmente, os caprinos são vulneráveis a várias doenças parasitárias que não só prejudicam a sua saúde como também contribuem para a redução da produção global (Sanyal, 1996). O parasitismo gastrointestinal dos animais é um problema comum e um dos principais na Índia. Provoca emaciação, anemia, edema, fraqueza, diarreia e morte (Lutu, 1983). Foram efectuados na Índia estudos epidemiológicos sobre parasitas gastrointestinais (GI) (Thapar, 1956; Shah e Joshi, 1963; Tripathi, 1966; Banerjee e Agrawal, 1992; Dixit, 1996; Yadav e Sadana, 1999; Panwar, 2001, Rajkhowa e Hazarika, 2001 e Lalbiaknungi, 2002), quer através de exames fecais quer de exames post-mortem.

Uma vez que o trabalho baseado apenas no exame fecal pode não ser suficiente para dar uma imagem correta da prevalência dos parasitas GI, os relatórios sobre o exame post-mortem e a necropsia também foram amplamente revistos. No entanto, existe pouca informação disponível sobre a epidemiologia dos parasitas GI em caprinos em M.P.

Por conseguinte, o presente trabalho foi concebido para gerar informações epidemiológicas sobre o parasitismo das cabras por GI para desenvolver estratégias de gestão dos vermes e também para prever a incidência do parasitismo por GI em M.P. com o seguinte objetivo

Objetivo:

Estudar a epidemiologia do parasitismo gastrointestinal em caprinos.

CAPÍTULO 2

REVISÃO DA LITERATURA

Os estudos epidemiológicos sobre os parasitas gastrointestinais (GI) foram efectuados na Índia (Thapar, 1956; Shah e Joshi, 1963; Tripathi, 1966; Banerjee e Agrawal, 1992; Dixit, 1996; Yadav e Sadana, 1999; Panwar, 2001 e Rajkhowa e Hazarika, 2001, Lalbiaknungi, 2002), quer através de exames fecais quer post-mortem. Uma vez que o trabalho baseado apenas no exame fecal pode não ser suficiente para dar uma imagem correta da prevalência dos parasitas GI, foram também amplamente revistos e apresentados relatórios sobre exames post-mortem e necrópsias. No entanto, havia pouca informação disponível sobre a epidemiologia dos parasitas GI em caprinos em M.P.

A. Trabalhos efectuados em M. P.:

a) Nemátodos gastrointestinais:

Incidência geral

Jain e Kamalapur (1971) referiram uma incidência de 10 e 6 por cento de infeção por *Trichuris globulosa* em ovinos e caprinos de Madhya Pradesh, respetivamente.

Pal *et al.* (1998), ao efectuarem o estudo da prevalência de infecções parasitárias em animais, registaram 28,26% de ocorrência de *Strongyloides* em cabras de Madhya Pradesh.

Singh *et al.* (1999) examinaram 256 cabras em Madhya Pradesh através de um exame feacal e descobriram que 197 cabras eram positivas para a infeção por estrôngilos. As observações da coprocultura revelaram a presença de *Trichostrongylus* sp. (81,21%), *Haemonchus* sp, (74,11%), *Trichuris* sp. (16,75%), *Oesophagostomum* (16,24%), *Strongyloides* (9,64%) e *Bunostomum* (1,01%).

Lalbiaknungi (2002) estudou a epidemiologia dos parasitas gastrointestinais das cabras nas zonas rurais em torno de Jabalpur e registou a prevalência de estrôngilos (90,05%), *Strongyloides* (9,72%) e *Trichuris* (6,71%).

Agrawal *et al.* (2004) estudaram a helmintose gastrointestinal, incluindo a esquistossomose, em bovinos, búfalos, cabras e porcos dos distritos de Jabalpur, Gwalior, Narsinghpur, Mandla, Satna, Rewa e Balaghat, em Madhya Pradesh, e referiram que a prevalência de Strongyles (7,8-47,7%) era mais elevada.

b) Trematódeo:

Agrawal *et al.* (2004) estudaram a helmintose gastrointestinal e verificaram que a prevalência de Amphistomes (11,4-50,9%) era mais elevada.

c) Coccidia:

Lalbiaknungi (2002) estudou a epidemiologia dos parasitas gastrointestinais das cabras nas zonas rurais em redor de Jabalpur e registou uma prevalência de *Eimeria* de 99,77%.

d) Estudo do matadouro:

Dubey e Chaudhary (1998) examinaram 10 cabras post-mortem em Jabalpur (M.P.) e registaram a taxa de prevalência de Trichuris (60%) e Strongyles (50%) no exame de coprocultura. Estes estrôngilos eram constituídos por *Oesophagostomum* (80%), *Haemonchus* (50%) e *Bunostomum* (20%).

B. Trabalho efectuado na Índia:

a) Nemátodos gastrointestinais:

1. Incidência geral

Maske *et al.* (1990), ao efectuarem um estudo de prevalência de infecções parasitárias em animais domésticos em Nagpur, registaram uma ocorrência global de 88,23% de parasitas helmínticos em cabras.

Malik *et al.* (1995) registaram a prevalência de helmintas gastrointestinais, *nomeadamente Dictyocaulus* sp., *Haemonchus* sp. e *Trichostongylus* sp. em ovinos e caprinos do Punjab.

Sahay *et al.* ((1996) registaram uma incidência global de 75,85% de nemátodos em caprinos ao longo do ano em Bengala Ocidental. Observaram ainda a ocorrência de 61,60% de *Oesophagostomum columbianum,* 27,08% *de Gaigeria pachyscelis* e 32,08% *de Haemonchus contortus.*

Parihar *et al.* (1996) registaram a ocorrência de *Strongylus* sp. (73,7%) e *Trichuris* sp. (10,6%) em cabras do Rajastão.

Jitendran (1997) registou 94,0% de infeção global por helmintas em ovinos e caprinos da região dos Himalaias. Verificou uma intensidade elevada durante a estação das chuvas, tendo registado 236-3400 e 325-5900 epg de vermes Strongyle em ovinos e caprinos, respetivamente.

Jeyathilakan e Sathiansen (1998) registaram 77% de ocorrência de nemátodos em caprinos de Kerala.

Katoch *et al.* (2000) analisaram a incidência sazonal de nemátodos gastrointestinais na região de Mathura. Observou-se que a incidência global era de 21,66%. Os estudos de coprocultura revelaram a presença de larvas *de Haemonchus* sp., *Oesophagostomum* sp., *Trichostrongylus* sp. e *Strogyloides* sp. durante todo o ano.

Shirale (2000) estudou a prevalência de helmintos gastrointestinais em cabras em Nagpur e revelou a presença de *Haemonchus* sp., *Strongyloides* sp., *Trichuris* sp., *Trichostrongylus* sp., *Oesophagostomum* sp. e *Bunostomum* sp.

Thangathurai e Rao (2002) registaram a incidência de *Oesophagostomum* sp. (16,67%), Bunostomíase (9,33%) e infestação mista de Oesophagostomíase e Triquíase (8,67%), Oesophagosomíase e Bunostomíase (2%), Triquíase e Bunostomíase (2,8%) em cabras de Karnataka.

Garg *et al.* (2003) registaram a incidência de infecções por *Haemonchus contortus* (56,38%) em cabras de Uttar Pradesh.

Pal e Bandhyopadhyay (2004) estudaram os nemátodos gastrointestinais em caprinos de 7 aldeias de zonas temperadas e húmidas de elevada altitude de Sikkim. Durante o estudo, revelaram a presença de *Haemonchus* sp., *Chabertia* sp., *Bunostomum* sp., *Oesophagostomum* sp., *Trichuris* sp., *Strongyloides* sp., *Nematodirus* sp.

Shugufta *et al.* (2005) estudaram nemátodos em ovinos do vale de Caxemira. Um total de 3.652 amostras fecais foram examinadas para detetar nemátodos gastrointestinais. Foram identificados cinco tipos de nemátodos: estrôngilos, *Trichostrongylus* sp., *Haemonchus* sp., *Nematodirus* sp. e *Marshallagia* sp.

Singh *et al.* (2005) examinaram um total de 1105 amostras fecais de ovinos de julho de 2003 a janeiro de 2004 de diferentes localidades do distrito de Ludhiana, Punjab. Das 1105, 862 (78%) amostras foram consideradas positivas para diferentes infecções helmínticas. Entre estas infecções helmínticas, foram observados Strongyles sp., *Trichuris* sp. e *Strongyloides* sp.

Yadav *et al.* (2006) recolheram amostras de fezes de 520 cabras e registaram a prevalência de Strongyles sp. (44,62%), *Trichuris* sp. (3,08%) e *Strongyloides* sp. (1,15%).

Bal *et al.* (2007) relataram que a gastroenterite parasitária (EGP) era uma doença grave de pequenos ruminantes (ovinos e caprinos) causada por estrôngilos, particularmente *Ostertagia* sp., *Haemonchus* sp. e *Trichostrongylus* sp. Durante o seu estudo, ele encontrou vermes *Haemonchus* no abomaso de uma ovelha morta num surto, enquanto as larvas *de Ostertagia* sp. foram registadas pela técnica de Baerman a partir de amostras fecais recolhidas noutro surto.

A percentagem global de infeção por nemátodos gastrointestinais foi de 85,00% e 94,07% na exploração e nas pastagens de altitude, respetivamente, na Caxemira. A espécie *Nematodirus* foi o parasita mais comum encontrado em ovinos na exploração (89,07%) e *Haemonchus* sp. (92,07%) foi registado como o mais elevado nas pastagens de altitude, seguido de *Marshallagia* sp. (72,59%). Outros parasitas encontrados foram *Trichostrongylus* sp., *Strogyloides papillosus, Trichuris ovis, Oesophagostomum, Chabertia, Ostertagia* e *Bunostomum* sp. (Bhat eta*l*., 2007).

Meshram et *al.* (2007) examinaram 320 cabras de diferentes grupos etários no distrito de Akola durante o ano de 2002. Das 320 cabras, 96 (6,25%) foram consideradas positivas para infeção helmíntica. Foram observadas nove espécies de helmintas intestinais em cabras, nomeadamente *Strongylus* sp. (25%), *Strongyloides* sp. (15,82%), *Trichuris* sp. (13,26%), *Haemonchus* sp. (11,73%), *Trichostrongylus* sp. (10,20%), *Oesophagostomum* sp. (6,63%), *Nematodirus* sp. (2,25%) e *Bunostomum* sp. (2,04%). Durante o seu estudo, 9,18% das cabras apresentaram infecções mistas de nemátodos. As infecções observadas foram *Haemonchus* e *Strongylus* sp. (5,10%), *Haemonchus* e *Trichuris* sp. (2,04%) e *Strongyloides* com Strongyle sp. (2,04%).

Sonegaokar *et al.* (2007) observaram a prevalência geral (74%) de infeção parasitária em cabras em Nagpur. Também registaram que a incidência era mais elevada em animais não descritos (54,05%) do que em cabras Osmanabadi (45,94%), e que a incidência por sexo em machos e fêmeas era de 72,72 e 74,35%, respetivamente. Durante o estudo, registaram uma prevalência de infeção por *Haemonchus* sp., *Trichuris* sp. e *Strongyloides* sp. de 25,67, 20,27 e 18,91%, respetivamente.

Kaur e Kaur (2008) registaram a prevalência de parasitas gastrointestinais em ovinos/caprinos (87,05%) de Patiala e das suas áreas adjacentes. Nos ovinos/caprinos, os diferentes parasitas detectados foram *Trichostrongylus* sp. (78,57%), *Haemonchus* sp. (64,29%), *Strongyloides* sp. (57,14%) e *Oesophagostomum* sp. (42,86%).

Pathak e Pal (2008) estudaram a prevalência de parasitas gastrointestinais em cabras e revelaram que a prevalência geral de infeção era de 85,22%. A prevalência dos diferentes parasitas encontrados foi *Paramphistomum* sp. (80,68%), *Cotylophoron* sp.

(45,45%), *Moniezia* sp. (17,04%), *Avitellina* sp. (3.40%), *Heamonchus* sp. (26,14), *Trichostrongylus* sp. (5,69%), *Cooperia* sp. (3,40%), *Oesophagostomum* sp. (30,69%), *Bunostomum* sp. (5,68%) e *Trichuris* sp. (27,27%).

Pant *et al.* (2009) relataram que, de 150 pequenos ruminantes examinados em aldeias perto de Pantnagar e em explorações organizadas, 144 animais foram considerados positivos para infecções parasitárias mistas, incluindo *Heamonchus* sp, *Trichuris* sp. e *Moniezia* sp. A prevalência geral foi de 96,00 por cento, em que os animais das aldeias tinham mais prevalência (96,15%) do que os das explorações organizadas (96,00%), mas as explorações organizadas tinham mais prevalência de *Heamonchus* sp. (95,00%) do que os animais das aldeias (76,92%), a prevalência geral de *Paramphistomum* sp. foi de 36,00 por cento, enquanto *Trichuris* sp e *Moniezia* sp revelaram 14,00 e 12,00 por cento, respetivamente.

Kumari *et al.* (2010) examinaram 200 amostras fecais de ovinos e 300 de caprinos. A percentagem de prevalência de vários helmintas gastrointestinais (GI) através de coproscopia foi de 89 e 79,73 em ovinos e caprinos, respetivamente. Os óvulos parasitas predominantes detectados em amostras feacais de ovinos foram *Heamonchus contortus* (92,13%), seguidos de *Trichostrongylus colubriformis* (84,26%), *Trichuris ovis* (19,10%), *Strongyloides papillosus* (15,16%) e ovos de Strongyle (15,16%).

Akhter *et al.* (2011) estudaram nemátodos gastrointestinais de cabras (n=1065) em Hyderabad e arredores e encontraram *Haemonchus contortus* (14,65%), *Trichuris* ovis (8,17%), *Trichostrongylus axei* (7.61%), *Trichostrongylus colubriformis* (6,76%), *Oesphagostomum columbianum* (5,35%), *Ostertagia circumcincta* (5,35%), *Chabertia ovina* (4,79%) e *Strongyloides papillosus* (4,51%).

2. Incidência sazonal:

Maske *et al.* (1990) referiram que a prevalência de helmintas durante a estação das chuvas, a pós-monção e o verão era de 80,0, 73,0, 66,0 e 50,0 por cento, respetivamente, em cabras de Nagpur.

Patel (1991) estudou a incidência sazonal de helmintos parasitas mantidos em condições de campo e de exploração agrícola em Anand durante um período de um ano, através de exame fecal, e registou a prevalência de *Moniezia* sp. como infeção mista com nemátodos. A taxa de infeção foi mais elevada durante a monção, seguida do inverno e do verão em ambas as condições de gestão.

Katoch e Chauhan (1996) registaram a dinâmica sazonal dos nemátodos intestinais comuns das cabras de Uttar Pradesh. Com base na produção de ovos e na coprocultura, observaram que o EPG era mais elevado na estação das chuvas, seguido do inverno, e mais baixo no verão.

Sahay *et al.* (1996) referiram que a incidência de nemátodos nos caprinos era de 79,41% no inverno, 76,40% na monção e 72,28% no verão.

Talukdar (1996) efectuou estudos parasitológicos sobre a infeção helmíntica das cabras em Assam e registou uma taxa de infeção de 35,34% (a mais elevada) no verão, seguida de 31,82% no outono, 23,67% na primavera e 13,95% (a mais baixa) no inverno.

Jitendran (1997) encontrou uma intensidade elevada durante a estação das chuvas, tendo registado 236-3400 e 325-5900 epg de vermes Strongyle em ovinos e caprinos, respetivamente, na região dos Himalaias.

Katoch *et al.* (1998) registaram a infeção por *Strongylus* e *Nematodirus* sp. durante o inverno em ovinos e caprinos de Himachal Pradesh.

Katoch *et al.* (2000) analisaram a incidência sazonal de nemátodos gastrointestinais na região de Mathura. Revelou uma maior incidência de tricurídeos na estação do inverno (40%), seguida da estação das chuvas (17,5%).

No exame fecal de 1564 amostras de cabras, Tamloorkar *et al.* (2001) verificaram que 33,7% dos casos eram positivos para vermes, com um pico de positividade (42,68%) na estação das chuvas, moderado (34,13%) no inverno e mais baixo (24,80%) no verão.

Pal e Bandhyopadhyay (2004) estudaram os nemátodos gastrointestinais em caprinos de 7 aldeias de zonas temperadas e húmidas de elevada altitude de Sikkim e observaram que a infeção era mais elevada no verão e no outono do que no inverno e na primavera.

Shugufta *et al.* (2005) referiram a prevalência sazonal de infecções em ovinos do vale de Caxemira e indicaram que a infeção por nemátodos (global) era mais elevada no verão (67,14%) e mais baixa no inverno (44,31%).

Kumar *et al.* (2007) realizaram estudos sobre a infeção por *Fasciola gigantica* em ovinos e caprinos no estado de Uttaranchal entre janeiro de 2001 e dezembro de 2004. O pico de prevalência da infeção em ovinos e caprinos da região montanhosa foi registado no inverno (2,60% em ovinos e 1,37% em caprinos), enquanto na região do tarai a prevalência mais elevada em ovinos foi registada durante a estação das chuvas (10,68%) e em caprinos durante o inverno (4,24%). A prevalência da infeção nos caracóis foi mais elevada no verão (10,49%) e mais baixa no inverno (3,26%).

Meshram *et al.* (2007) examinaram 320 cabras de diferentes grupos etários no distrito de Akola durante o ano de 2002. A infeção por nemátodos (40,81%) foi mais elevada durante a estação das chuvas (junho a setembro) do que no verão (2,75%) (março a maio).

Dey *et al.* (2008), das planícies de Chhattisgarh, revelaram que junho a agosto eram os meses de alto risco de nematodirose. Registaram que *Haemonchus* sp. era a espécie dominante durante todo o ano, enquanto *Cooperia* sp., *Bunostomum* sp. e *Trichostrongylus* sp. mostravam a sua presença ocasional, particularmente durante a estação das chuvas.

Pathak e Pal (2008) estudaram a prevalência de parasitas gastrointestinais em cabras e revelaram que a prevalência sazonal era mais elevada na estação das mangas (94,60%), moderada no verão (87,50%) e mais baixa no inverno (63,15%).

Singh e Swarnkar (2010) referiram que a prevalência sazonal era máxima (41,85%) na monção e mínima (32,80%) no verão.

Yadav *et al.* (2010) estudaram a prevalência sazonal da anfistomose em ruminantes, nomeadamente bovinos, búfalos, ovinos e caprinos na região da capital nacional, Deli, entre dezembro de 2001 e novembro de 2008, e registaram uma prevalência global de 13,03, 17,06, 6,86 e 3,69% de infeção, respetivamente. A prevalência sazonal global revelou que os animais eram mais afectados durante o verão (12,65%) e as chuvas (12,35%) e os menos afectados durante o inverno (6,46%). A prevalência mensal da anfistomose indicou um pico de prevalência nos bovinos (34,00%) e ovinos (29,00%) no mês de maio, nos búfalos (37,26%) em julho e nas cabras (8,24%) em fevereiro.

Tambe *et al.* (2011) relataram que a maior prevalência ocorre na monção (95%), seguida pelo inverno (87%) e verão (73%). Entre os parasitas helmínticos encontrados, a incidência máxima é de parasitas cestódeos em todas as estações (48,33%).

3. Incidência em função da idade:

Talukdar (1996) registou a ocorrência de 17 espécies de nemátodos, 7 espécies de tremátodos e 6 espécies de helmintas cestódeos em cabras de Assam. Observou ainda 8,15%, 3,98% e 15,27% de nemátodos, tremátodos e céstodos, respetivamente, em cabras jovens. A prevalência de nemátodos, tremátodos e céstodos em cabras adultas foi de 19,25, 14,20 e 12,56%, respetivamente.

Bandyopadhyay (1999) examinou 20 cabritos (6-12 meses) e 30 cabras adultas (mais de 12 meses) através de exame fecal em Salboni (Bengala Ocidental) e registou uma taxa de prevalência de coccídeos mais elevada (55,0%) nos cabritos do que nas cabras adultas (30,0%).

O exame fecal de cabras na região de Marathawada revelou uma elevada taxa de prevalência de anfiteomas em animais até um ano de idade, em comparação com animais com mais de um ano de idade, enquanto a infeção por *Fasciola* foi mais elevada em animais pertencentes ao grupo etário de um a três anos, seguidos de animais com menos de um ano e três anos de idade (Bedarkar *et al.*, 2000).

Ashok Kumar *et al.* (2001) registaram 58,43% de casos positivos de *Eimeria* ao examinarem 255 amostras fecais de cabras em três distritos de Tamil Nadu. Referiram ainda que 73% das amostras positivas pertenciam a 140 cabritos de 3 a 6 meses de idade.

Deshpande *et al.* (2001), da região de Marathawada, registaram uma taxa mais elevada de infeção por helmintas em cabras jovens em crescimento do que em cabras jovens e adultas.

Shirale *et al.* (2001) examinaram 1173 cabras em Nagpur e verificaram que a taxa de prevalência de helmintas era mais elevada nas cabras com menos de um ano de idade do que nas cabras com 1 a 2, 2 a 4 e mais de 4 anos de idade.

Sonegaokar *et al.* (2007) relataram que a taxa de infeção em animais com menos de 1 ano, entre 1-2 anos, entre 2-4 anos e acima de 4 anos foi de 76,31, 83,33, 66,66 e 75,00 por cento, respetivamente.

a) Trematódeo:

Chhabra *et al.* (1978) registaram uma prevalência de 35,7 e 53,5 por cento de paramfistomíase em ovinos e caprinos, respetivamente, no Punjab. Observaram também a incidência sazonal de paramfistomias imaturas durante os meses de novembro a março.

Gupta *et al.* (1985) registaram uma ocorrência de 95% de infeção por parametástomos em ovinos e caprinos de Haryana. Observaram ainda que o pico de infeção ocorreu entre maio e setembro e o mais baixo entre novembro e fevereiro.

Ratnaparkhi (1991) documentou a taxa mais elevada (31,42%) de infecções por *Fasciola* em cabras do distrito de Parbhani (Maharashtra) no mês de dezembro e a mais baixa (9,41%) em abril.

Manna *et al.* (1994), ao efectuarem um estudo de incidência da paramfistomíase em animais domésticos de Bengala Ocidental, registaram 51,81% de ocorrência de anfistomas em cabras.

Prasad *et al.* (1996) registaram a prevalência de 8 espécies de paramfistomas, nomeadamente *Paramphistomum epiclitum, P. cervi, P. lobatum, Cotylophoron bareilliensis, C. spatiosus, C. gregarious, Gastrothylax crumenifer* e *Fischoederious elongatous* em ovinos e caprinos de Uttar Pradesh.

Bandyopadhyay (1999), em Salboni (W.B.), examinou 20 cabritos e 30 adultos através de exame fecal e registou uma taxa mais elevada de prevalência de anfístomos nos adultos (23,3%) do que nos cabritos (3,5%).

Prasad e Varma (1999) examinaram 1028 amostras de fezes em Bareilly (U.P.) e encontraram anfistomas em 7,97% das cabras.

O exame fecal de cabras na região de Marathawada revelou uma elevada taxa de prevalência de anfiteomas em animais até ao grupo etário de um ano, em comparação com animais com mais de um ano de idade, enquanto a infeção por *Fasciola* foi mais elevada em animais pertencentes ao grupo etário de um a três anos, seguidos de animais com menos de um ano e três anos de idade (Bedarkar *et al.*, 2000).

Thilakan *et al.* (2000) examinaram 110 amostras de fezes de cabras em Tamil Nadu e descobriram que 91% eram positivas para ovos de anfistomídeos, com uma média de 200 epg. No entanto, de 15 cabras, apenas uma foi considerada positiva para anfistomídeos na necropsia.

No exame fecal de 1564 amostras de cabras, Tamloorkar *et al.* (2001) verificaram que 33,7% dos casos eram positivos para vermes, com um pico de positividade (42,68%) na estação das chuvas, moderado (34,13%) no inverno e mais baixo (24,80%) no verão.

Shirale *et al.* (2001), de Nagpur, registaram uma taxa de prevalência de 2,02% de anfistomas ao examinarem 1173 amostras fecais de cabras.

Hassan e Juyal (2006) examinaram um total de 369 amostras fecais (213 ovinos e 156 caprinos) colhidas aleatoriamente em diferentes aldeias/áreas do distrito de Punjab e áreas adjacentes em Jammu (J&K). Do total, 23 amostras fecais (14 ovinos e 9 caprinos) foram consideradas positivas para ovos de *paramphistome* com uma taxa de incidência de 6,35 por cento.

b) Cestode:

Patel (1991) estudou os helmintos parasitas mantidos em condições de campo e de exploração agrícola em Anand e referiu a prevalência de *Moniezia* sp. como infeção mista com nemátodos.

Deka *et al.*, (1995) referiram que *Avitellina centripunctata* e *Stilesia globipunctata* eram os cestodes comuns encontrados no exame fecal de cabras em Lakhimpur (Sikkim).

Parihar *et al.* (1996) encontraram uma prevalência mais elevada de helmintas em cabras de campo e de criação examinadas em Ramsar (Ajmer) Rajasthan e arredores, tendo *Moniezia* (9,60%) sido o único cestode encontrado.

A partir do exame fecal de 110 cabras criadas em explorações agrícolas em Tamil Nadu, Thilakan *et al.* (2000) registaram uma prevalência de 3,36% de *Moniezia* sp.

Shirale *et al.* (2001) examinaram 1173 cabras durante um ano em Nagpur e verificaram que 3,04% eram positivas para *Moniezia* sp.

Thangathurai e Rao (2002) registaram a incidência de moniezíase (1,33%) em cabras de Karnataka.

Yadav *et al.* (2006) observaram a prevalência de helmintas gastrointestinais em ovinos e caprinos em Jammu e registaram uma prevalência de 0,96% de *Moniezia* sp.

Kaur e Kaur (2008) registaram a prevalência de parasitas gastrointestinais em ovinos/caprinos (87,05%) de Patiala e das suas áreas adjacentes. A prevalência de *Moniezia* sp. foi de (21,43%).

Pathak e Pal (2008) estudaram a prevalência de parasitas gastrointestinais em cabras e revelaram que a percentagem de *Moniezia* sp. e *Avitellina* sp. era de 17,04 e 3,40, respetivamente.

Tambe *et al.* (2011) registaram uma prevalência de 85% de parasitas helmintas no distrito de Ahmednager (MS). Entre os parasitas helmínticos encontrados, a incidência máxima foi de parasitas cestódeos em todas as estações (48,33%).

c) Coccidia:

Um relatório de pesquisa do Rajastão, elaborado por Sharma (1984), documentou a infeção coccidiana mais elevada (90,02%) no mês de agosto e a mais baixa em junho. Observou uma taxa de prevalência mais elevada em crianças até um ano do que em adultos.

Comparando a prevalência de coccídeos em cabras de campo e de criação examinadas em Ramsar (Ajmer) e nos seus arredores, no Rajastão, Parihar *et al.* (1996) encontraram 83,4 por cento de amostras positivas para infecções por *Eimeria*. Observaram também que a incidência desta infeção era mais frequente nas cabras de criação do que nas cabras de campo.

Bandyopadhyay (1999) examinou 20 cabritos (6-12 meses) e 30 cabras adultas (mais de 12 meses) através de exame fecal em Salboni (Bengala Ocidental) e registou uma taxa de prevalência de coccídeos mais elevada (55,0%) nos cabritos do que nas cabras adultas (30,0%).

No exame fecal de 110 cabras em Kerala, Thilakan *et al.* (2000) registaram 25,45% de amostras positivas para a infeção por *Eimeria*, com uma média de 678,57-3716 oocistos por grama de fezes.

Ashok Kumar *et al.* (2001) registaram 58,43% de casos positivos de *Eimeria* ao examinarem 255 amostras fecais de cabras em três distritos de Tamil Nadu. Referiram ainda que 73% das amostras positivas pertenciam a 140 cabritos de 3 a 6 meses de idade.

Thangathurai e Rao (2002) registaram a incidência de coccidiose (10,76%) em cabras de Karnataka.

Kumar *et al.* (2005) relataram que a infeção por *Eimeria* sp. em cabras em Patna e arredores foi de 55 e 40% durante o exame de 320 amostras fecais e 115 raspagens intestinais, respetivamente. O tempo de esporulação e a morfometria do oocisto revelaram a presença de 5 espécies de *Eimeria, nomeadamente E. arloingi* (36,7%), *E. ninakohlyakimovae* (28,5%), *E. parva* (22,1%), *E. christenseni* (10,7%) e *E. faurei* (1,7%) na população caprina local.

Yadav *et al.* (2006) analisaram 369 amostras fecais de ovinos e caprinos em Jammu e registaram (6,73%) de infeção por *Eimeria* sp.

Singh e Swarnkar (2010) analisaram 60373 amostras fecais de ovinos para determinar a prevalência de coccídeos entre 2002 e 2008. A incidência global de coccidios foi de 37,87%, com uma incidência relativamente mais elevada em condições agroclimáticas semi-áridas. Na esporulação, as espécies de *Eimeria* encontradas foram *E. parva, E. pallida, E. faurei, E. intricata, E. ninakohlyakimoviae, E. granulosa* e *E. ahsata.*

e) Estudo do matadouro:

Sinha e Sahai (1973) registaram quatro espécies de anfistomas em cabras examinadas em exames post-mortem em Patna. Destas, a infeção por *Cotylophoron cotylophorum* foi a mais elevada (47,5%).

Katiyar e Sinha (1982), em Sikkim, registaram a presença de *Fasciola gigantica* em 50% e de *Dicroceolium dendriticum* em 30% de 10 cabras examinadas post-mortem.

Gill *et al.* (1983) efectuaram exames post-mortem a cabras mortas num surto de doença no Punjab e identificaram *a Fasciola gigantica* como a causa da sua morte.

Bhatia *et al.* (1989), com base num exame post-mortem, registaram a taxa mais elevada de prevalência de fasciolíase em caprinos durante a estação do inverno (outubro-fevereiro) na região de Tarai, no Uttar Pradesh.

Patel (1991) estudou a incidência de helmintos parasitas mantidos em condições de campo e de exploração agrícola em Anand durante um período de um ano, através de exames post-mortem, e referiu a prevalência de *Moniezia* sp. como infeção mista com nemátodos.

Sharma *et al.* (1994) efectuaram exames post-mortem a 1362 cabras mantidas em sistema semi-intensivo de gestão na região semi-árida de Uttar Pradesh durante um período de seis anos e registaram a mortalidade devida à hemoncose entre julho e outubro, coincidindo com a estação das chuvas e a estação pós-monção.

Sahoo *et al.* (1996) documentaram *Bunostomum trigonocephalum, Gaigeria pachyscelis, Trichuris* e *Oesophagostomum* sp. em cabras examinadas post mortem em Orissa.

Talukdar (1996) efectuou estudos parasitológicos baseados em exames post mortem sobre a infeção helmíntica das cabras em Assam e registou uma taxa de infeção de 35,34% (a mais elevada) no verão, seguida de 31,82% no outono, 23,67% na primavera e 13,95% (a mais baixa) no inverno.

Yadav (2000), de Pantnagar, registou uma taxa significativamente mais elevada de infeção parasitária em cabras no post mortem, com uma média de 4000-5000 vermes de *Trichostrongylus colubriformis* durante os meses mais frios (setembro a abril) do ano.

Bano e Sultana (2003) efectuaram um rastreio da fasciolíase em caprinos devido à *Fasciola gigantica* na cidade de Kanpur, em Utter Pardesh. O exame pormenorizado de 13259 fígados e do mesmo número de amostras de fezes de cabras abatidas durante o período de 3 anos revelou que um total de 487 (3,67%) fígados estavam infectados por *Fasciola gigantica.*

Jeyathilakan *et al.* (2008) analisaram a prevalência de *Schistosoma spindale* em cabras abatidas em Chennai. O exame de 42 mesentérios de caprinos recolhidos no matadouro revelou que 9,52% dos caprinos tinham S. *spindale.*

Lone et al. (2012) examinaram o trato gastrointestinal em pequenos ruminantes de várias regiões do distrito de Ganderbal Kashmir. Os exames viscerais de 284 ovinos e 318 caprinos indicaram uma variação acentuada no nível de parasitismo em animais criados em diferentes áreas geográficas. Verificou-se que a prevalência de infecções helmínticas gastrointestinais era mais elevada nos caprinos do que nos ovinos. Os nemátodos mais comuns prevalecentes foram *Haemonchus* (82%), *Trichuris* (74%), *Nematodirus* (60%), *Trichostrongylus* (58%), *Chabertia* (52%), *Strongyloides* (42%) e *Oesophagostomum* (46%). Entre os cestódeos, foram registados *Moneizia* (48%), *Avitellina* (42%) e *Thysenezia* (28%). Entre os trematódeos, *Fasciola* (60%), *Dicrocoelium* (52%) e *Paramphistomum* (46%) foram os mais prevalentes.

f) Carga larvar de herbívoros:

Sanyal e Gour (1989) Estudos sobre a amostragem de pastagens e a disponibilidade de larvas de estrôngilos ovinos em Tamilnadu subtemperado. A investigação do impacto do pastoreio rotativo na contaminação do pasto com larvas de nemátodos gastrointestinais foi efectuada nas colinas de Kodai, Tamil Nadu, Índia. A área total de pastagem foi dividida em 8 parcelas de aproximadamente 40 ha, e um rebanho de 400 ovelhas foi dividido em 4 rebanhos de 100 indivíduos, que pastaram inicialmente nas parcelas 2, 3, 6 e 8. A infestação das pastagens foi estimada através da amostragem da erva em padrões em forma de W, da flotação da erva e do exame microscópico das larvas de nemátodos. 70% dos nemátodos parasitas identificados eram *Haemonchus contortus,* 20% eram *Trichostrongylus colubriformis,* 20% *Oesophagostomum venulosum* e 10% *Strongyloides* sp. Quando as cargas larvares dos parasitas excediam 40 larvas/kg de erva, as ovelhas eram transferidas para outra parcela. As parcelas infectadas levaram 4 meses para se tornarem 'parasitologicamente estéreis'.

Haemonchus contortus foi o parasita predominante dos ovinos numa exploração organizada na zona semi-árida de Rajasthan (Índia). A contagem de vermes no abomaso revelou a predominância de *H. contortus* e a contagem máxima de vermes foi registada em agosto. Com o início do inverno, *registou-se* um maior número de imaturos/-/, *contortus.* Os ovinos jovens tinham mais vermes do que os adultos. A contagem de larvas de herbívoros mostrou a disponibilidade de larvas no pasto durante a monção. Concluiu-se que o período de julho a outubro parece ser mais favorável para *H. contortus* nesta zona agroclimática (Singh *etal.* 1997).

Gupta *et al.* (2002) estudaram a epidemiologia de alguns nemátodos gastrointestinais de ovinos e caprinos nos distritos de Karnal, Ambala e Rohtak em Haryana (Índia) e revelaram que *Haemonchus contortus* e *Trichostronglus* spp. eram responsáveis pela gastroenterite parasitária nestes hospedeiros. Os parasitas adultos persistiram no hospedeiro durante todo o ano e não houve indicação de hipobiose. A manutenção da população de parasitas dependia de um ciclo contínuo de infeção entre o hospedeiro e a pastagem. As condições agroclimáticas dos distritos revelaram que, em geral, existiam durante todo o ano condições climatéricas favoráveis ao desenvolvimento e à sobrevivência dos estádios de vida livre dos parasitas.

g) Bioclimatografia

Sanyal (1996) referiu o papel do clima tropical quente e húmido, favorável ao desenvolvimento e à sobrevivência de estádios parasitários de nemátodos *Haemonchus* em ruminantes.

Borthakur e Das 2005 fizeram uma tentativa de prever a hemoncose em bovinos em Guwahati utilizando bioclimatografia.

Swarnkar e Singh (2011) descrevem o papel dos bioclimatógrafos na previsão dos períodos adequados para a translação do parasita nemátodo predominante dos ovinos *(Haemonchus contortus)* no Rajastão. Os bioclimatógrafos foram úteis na previsão dos períodos adequados para a translação das fases exógenas do *H. contortus* em ambientes áridos e semi-áridos, com o consequente pico de infeção no hospedeiro. Além disso, o estudo oferece a possibilidade de que as considerações climáticas, em combinação com as práticas de pastoreio, possam ser tidas em conta na avaliação do nível esperado de *refúgios* e que os tratamentos possam ser evitados em alturas em que *os refúgios* sejam provavelmente pequenos. Assim, a integração do clima e da biologia do parasita sob a forma de bioclimatografia pode reforçar a nossa caixa de ferramentas no combate à ameaça causada pelos parasitas gastrointestinais.

C. Trabalho efectuado no estrangeiro:

a. Nemátodo gastrointestinal:

1. Incidência geral

Khyrul *et al.* (1991) referiram a ocorrência de 89,29% de infeção por *Oesophagostomum* em cabras de Bengala Negra do Bangladesh.

Fristsche *et al.* (1993), ao efectuarem o estudo de prevalência de nemátodos gastrointestinais em pequenos ruminantes da Gâmbia, relataram um grande espetro de espécies de parasitas helmintas.

Mollah *et al.* (1996) registaram 84% de infeção por *Haemonchus* sp. e 64% por *Trichostrongylus* sp. em cabras de Bengala Negra do Bangladesh.

Al-Shaibani *et al.* (2008) registaram que *H. contortus* (24,6%) foi considerado o parasita nemátodo gastrointestinal predominante, *Trichostrongylus* sp. (18,0%) foi a segunda espécie mais prevalente, outras, O. *circumcincta, S. papillosus, T. ovis, O. columbianum e*

Chabertia ovina foram encontradas em percentagens variáveis.

Um total de 400 amostras fecais (90 amostras de ovinos e 310 de caprinos) de Rawalpindi e Islamabad foram analisadas para confirmar a presença de infeção parasitária gastrointestinal. 254 (63,50%) amostras foram consideradas positivas para endoparasitas. Entre as amostras de ovinos, 48 (53,33%) e 206 (66,45%) de caprinos foram detectadas como positivas para parasitas gastrointestinais. Foram detectados *Trichuris, Haemonchus,* Coccidia, *Nematodirus* e *Fasciola* com uma prevalência de 40,00, 28,88, *Zill,* 11,11 e 4,44 por cento, respetivamente, nos ovinos. No caso dos caprinos, a incidência de *Haemonchus,* Coccidia, *Trichuris, Nematodirus, Trichostrongylus, Strongyloides* e *Fasciola* foi de 64,19, 43,87, 35,48, 13,00, 4,51, 3,22 e 0,66 por cento, respetivamente (Gadahi eta/., 2009).

Akhter et *al.* (2011) estudaram a prevalência de nemátodos gastrointestinais de cabras (n=1065) em Hyderabad e arredores, utilizando exames coprológicos qualitativos e quantitativos, e revelaram que 43,10% (459) cabras estavam infectadas com diferentes espécies de nemátodos, incluindo *Haemonchus contortus* (14.65%), *Trichuris ovis* (8,17%), *Trichostrongylus axei* (7,61%), *Trichostrongylus colubriformis* (6,76%), *Oesphagostomum columbianum* (5,35%), *Ostertagia circumcincta* (5,35%), *Chabertia ovina* (4,79%) e *Strongyloides papillosus* (4,51%).

Nabavi *et al.* (2011) estudaram a infeção por vermes do abomaso em 3 zonas climáticas diferentes do Irão. A percentagem global de infeção foi de 30,98% e *Haemonchus contortus, Teladorsagia circumcincta, Marshallagia marshalli, Ostertagia occidentalis, Ostertagia trifurcata* e *Parabronema skrjabini* foram as 6 espécies identificadas nas 3 zonas estudadas.

Kantzoura *et al.* (2012) investigaram ovinos e caprinos em 69 explorações agrícolas localizadas na região da Tessália, na Grécia. Foi recolhido um total de 557 amostras fecais, tendo sido detectados ovos em 44 (7,9%) amostras. Foram encontrados estrôngilos em 19 (3,4%) amostras, ovos de *Nematodirus* spp. em 6 (1,1%) amostras e ovos de *Trichuris* sp. em 16 (2,9%) amostras.

2. Incidência sazonal:

Fakae (1990) estudou as alterações sazonais e a hipobiose na infeção por *Haemonchus contortus* em ovinos e caprinos anões da África Ocidental e registou 77,8 a 100% de infeção por *Haemonchus* sp. Observaram ainda que a carga de vermes era mais elevada durante a estação das chuvas e mais baixa na estação seca.

Khyrul *et al.* (1991) relataram a ocorrência sazonal da infeção por *Oesophagostomum* em cabras de Bengala Negra do Bangladesh e observaram 93,54 e 82,05 por cento de infeção no inverno e na estação das chuvas, respetivamente.

Lateef *et al.* (2005) registaram a maior prevalência de GI parasitas nos meses de julho, agosto e setembro em ovinos abatidos no matadouro local de Faisalabad, no Paquistão.

Sinasi e Ali (2005) estudaram que as contagens de parasitas nos ovinos aumentaram ligeiramente na primavera e no verão, atingindo depois níveis máximos no outono. As espécies de *Ostertagia, Marshallagia, Trichostrongylus, Nematodirus* e *Trichuris* foram observadas em todas as estações do ano, com níveis mínimos no inverno. Os números de *Ostertagia* sp. e *Trichostrongylus* sp. atingiram o seu pico na primavera, e as contagens de *M. marshalli* e *Nematodirus* sp. evoluíram em paralelo, aumentando em outubro e julho. O nível de infeção por *Trichuris* spp. não foi uniforme ao longo da estação, mas aumentou ligeiramente em maio, julho, setembro e janeiro e manteve-se em níveis mínimos nos outros meses do ano.

Kadir e Rasheed (2008), em cabras abatidas no matadouro de Kirkuk, no Iraque, registaram flutuações sazonais na taxa de infeção por helmintas. Os quistos hidáticos em caprinos foram mais elevados no inverno (1,01%). A taxa de vermes hepáticos foi mais elevada no inverno (0,88%) e a taxa de vermes pulmonares foi mais elevada no inverno (1,08%).

Al-Shaibani *et al.* (2008) registaram as contagens de ovos fecais (FEC) mais elevadas em setembro, enquanto as FEC mais baixas foram registadas em fevereiro. A análise estatística revelou que a FEC foi significativamente ($P<0,01$) afetada pelos meses (estações).

Khalafalla *et al.* (2011) estudaram a prevalência sazonal da infeção por parasitas nemátodes e registaram a taxa mais elevada durante o outono (15,2%), seguida do verão (11,1%) e do inverno (9,4%), enquanto a taxa mais baixa foi registada durante a primavera (5,6%).

Radfar *et al.* (2011) referiram que a prevalência de infecções por helmintas gastrointestinais durante o outono e o inverno era significativamente mais elevada do que no verão ($P<0,05$) em cabras Raeini no Irão. A associação entre a prevalência de oocistos *de Eimeria* e a infeção por nemátodos gastrointestinais e as categorias de idade ou sexo não foi significativa ($P>0,05$).

3. Incidência em função da idade:

Anene *et al.* (1994), da Nigéria, registaram uma taxa de prevalência mais elevada de infeção por estrôngilos em adultos, em comparação com os jovens, com uma média de epg significativamente mais elevada.

Borgasteede e Derksen (1996), ao investigarem a infeção por coccídeos e helmintas em cabras de uma exploração organizada nos Países Baixos, referiram que as cabras adultas estavam infectadas com nemátodos, enquanto os cabritos não estavam infectados.

Mazahar *et al.* (1996) referiram que a prevalência (%) da infeção por *Haemonchus contortus* em ovinos e caprinos do Paquistão era de 65 e 41, respetivamente. Observaram ainda que a taxa de infeção em cabras com menos de 2 anos e com mais de 2 anos era de 47,8% e 33,8%, respetivamente.

Faizal e Rajapakse (2001) registaram a presença de ovos de nemátodos gastrointestinais em 89% dos cabritos, 94% das cabras jovens e 84% das cabras adultas. A contagem média de oocistos por grama de fezes em cabritos, cabras jovens e cabras adultas foi de 9728, 1946 e 2667, respetivamente. A contagem média de ovos por grama de fezes em cabritos, cabras jovens e cabras adultas foi de 1217, 1641 e 1092, respetivamente. As contagens de ovos nos cabritos foram significativamente mais baixas do que nas cabras jovens ($P<0,05$) do Sri Lanka.

Nginyi *et al.* (2001) examinaram a amostra fecal de cabras de 58 pequenas explorações no centro do Quénia e não registaram qualquer variação na produção de ovos fecais de cabritos e cabras adultas.

Lateef *et al.* (2005) estudaram 960 tractos gastrointestinais de ovinos abatidos no matadouro local de Faisalabad. Foi registada uma tendência para uma maior prevalência em animais jovens.

Kanyari *et al.* (2009) referiram que os adultos apresentavam níveis mais elevados de infecções com trematódes, enquanto os animais jovens apresentavam infecções mais elevadas de outros tipos de parasitas no Quénia.

B. **Trematódeo:**

Mahdi e Al-Baldawi (1987) registaram uma infeção por *Fasciola gigantica* em 0,13% dos caprinos abatidos em matadouros de Basrah (Iraque)

Da Serra-Freire e Nuernberg (1992), do Brasil, relataram que 15,66% do total de amostras fecais de cabras, examinadas durante um período de 12 anos, eram positivas para ovos *de Fasciola hepatica*.

Fristche *et al.* (1993) referiram que 6% de 52 cabras necropsiadas na Gâmbia eram positivas para anfistomas sem qualquer flutuação sazonal na taxa de prevalência.

Abdulhakim e Mekonnen (2012) estudaram o matadouro industrializado Hashim

Nur's Ethiopian Livestock and Meat Export em Debre Zeit, Etiópia. A prevalência de fasciolose em bovinos, ovinos e caprinos adultos foi confirmada como sendo de 39,8, 28,7 e 13,9 por cento, respetivamente, e a prevalência de fasciolose em bovinos, ovinos e caprinos jovens foi confirmada como sendo de 23,3, 12,7 e 7,0 por cento, respetivamente. Verificou-se uma prevalência significativamente mais elevada ($p<0,05$) de fasciolose em bovinos, ovinos e caprinos adultos do que em jovens. A prevalência (%) de fasciolose em bovinos, ovinos e caprinos com uma condição corporal fraca era de 38,1, 28,8 e 13,6 por cento, respetivamente, e a prevalência de fasciolose em bovinos, ovinos e caprinos com uma condição corporal média era de 30,0, 20,5 e 11, respetivamente. A prevalência (%) de fasciolose em bovinos, ovinos e caprinos com boa condição corporal foi de 24,2, 14,3 e 7,2, respetivamente.

Kantzoura *et al.* (2012) investigaram 69 explorações agrícolas localizadas na região da Tessália, na Grécia, e registaram a presença de *Fasciola hepatica* em 3 (0,5%) amostras e *de Dicrocoelium dendriticum* em 1 (0,2%) amostra.

c. Cestode:

Khyrul *et al.* (1990) registaram 35,50% de ocorrência de *Moniezia expansa* em cabras de Bengala Negra do Bangladesh.

Fristche *et al.* (1993), da Gâmbia, registaram uma taxa de prevalência de 6 por cento de *Moniezia benedeni* em exames post-mortem sem qualquer flutuação sazonal.

d. Coccidia:

Norton (1985) relatou a presença de oocistos de Eimeria em 98% de 422 amostras de fezes de cabras no sudeste da Inglaterra. Foram identificadas nove espécies de *Eimeria*, e 65% das amostras continham 3-5 espécies. As espécies mais prevalentes foram *E. arloingi* (94%), *E. hirci* (69%), *E. christenseni* (64%) e *E. caprina* (55%). *E. ninakohlyakimovae* (48%), *E. alijevi* (42%) e *E. apsheronica* (23%) foram comuns, e *E. joichijevi* (8%) e *E. caprovina* (4%) foram comparativamente raras.

Penjhorn *et al.* (1994) examinaram 616 amostras fecais de cabras de Caxemira em Montana (EUA) e encontraram oocistos Eimerianos em 97,2% das amostras. A contagem de oocistos foi mais elevada em cabritos recém-desmamados durante os meses de setembro a novembro. Entre as nove espécies de Eimeria identificadas, Eimeria arloigi, E. ninakohlyakimovae e E. alijevi foram predominantes (83,3%).

Borgsteede e Derksen (1996) investigaram a infeção por coccídeos em cabras criadas em recintos fechados na Holanda e verificaram que o nível de infeção dependia da idade. A infeção era mais frequente nos cabritos (96,3%) do que nas cabras desmamadas mas não servidas (94,5%) e nas cabras mais velhas (65,5%). *A Eimeria ninakohlyakimovae* foi a espécie mais comum em todos os grupos etários, com uma taxa de prevalência global de 82%, seguida da *Eimeria arloingi* (78%) e da *Eimeria aspheronica* (53,3%). As outras espécies encontradas com uma taxa de prevalência mais baixa foram *Eimeria caprina, E. christenseni, E. alijevi, E. joichijevi* e *E. hirci.*

Faizal e Rajapakse (2001) registaram uma elevada taxa de prevalência de infeção coccidiana em cabras cruzadas autóctones de diferentes grupos etários, criadas extensivamente na zona seca do Sri Lanka. A taxa de prevalência foi mais elevada (91%) em cabras jovens de 5 a 12 meses de idade, seguida de uma taxa moderada (88%) em cabritos de 2 a 4 meses e a mais baixa (83%) em adultos com mais de um ano de idade. Não foram observadas diferenças significativas nas contagens de oocistos entre os diferentes grupos etários. A média de opg nas fezes de cabritos, cabras jovens e adultas foi de 9728, 1946 e 2667, respetivamente. Das sete espécies de *Eimeria* identificadas, a *Eimeria ninakohlyakimovae* foi a espécie mais predominante.

Asif *et al.* (2008) registaram uma prevalência de 57,5% de infeção por coccidia em caprinos.

Gadahi *et al.* (2009) registaram a prevalência de coccidia em ovinos (27,72%) e caprinos (43,82%) de Rawalpindi e Islamabad.

Foram colhidas aleatoriamente 438 amostras fecais de cabras clinicamente saudáveis no Centro de Investigação de Caprinos de Raeini, no Irão. Foram identificadas nas amostras fecais cinco espécies de *Eimeria*, incluindo *E. arloingi, E. parva, E. ninakohlyakimovae, E. christenseni* e *E. faorei. E. arloingi* (92,07%) predominou em todas as categorias e foi seguida por *E. parva, E. ninakohlyakimovae* e *E. christenseni.* (Radfar *etal.*, 2011).

e. Estudo do matadouro:

Mahdi e Al-Baldawi (1987) examinaram cabras abatidas em matadouros de Basrah (Iraque) e registaram uma infeção por *Fasciola gigantica* em 0,13% das cabras.

Fristche *et al.* (1993), da Gâmbia, registaram uma taxa de prevalência de 6 por cento de *Moneizia benedeni* em exames post-mortem sem qualquer flutuação sazonal.

A prevalência sazonal das espécies de *Haemonchus* foi estudada por Nwosu *et al.* (1996) em 299 cabras da raça Red Sokoto (Maradi) na Nigéria, através de um exame post-mortem, e verificaram que 90,3% das cabras estavam infectadas com espécies de *Haemonchus*, principalmente durante a estação das chuvas.

Rehbein *et al.* (1998) registaram a presença de *Moniezia expansa* em alguns caprinos de 25 tractos gastrointestinais examinados post-mortem.

Rajapakshe *et al.* (2000) recolheram o trato gastrointestinal de 218 cabras de raça cruzada representativas da zona seca do Sri Lanka e examinaram a presença de parasitas gastrointestinais. Um total de 217 (>99%) dos animais examinados estavam infectados com uma ou mais espécies de nemátodos. Estas espécies eram *Oesophagostomum columbianum* (88%), *Haemonchus contortus* (81%), *Trichostrongylus columbroformis* (76%), *Trichostrongylus axei* (59%) e *Trichuris ovis* (59%).

Silvetre *et al.* (2000), numa necropsia de 26 cabras, registaram 15 prevalências de *Moniezia* sp.

Seis espécies diferentes de nemátodos trichostrongylid viz., *Haemonchus contortus, Trichostrongylus axei, T. colubriformis, Ostertagia trifurcata, O. circumcincta* e *Cooperia curticei* foram identificadas em 960 tractos gastrointestinais de ovinos abatidos no matadouro local de Faisalabad, Paquistão. A prevalência *de Haemonchus contortus* foi a mais elevada (61,5%), seguida de espécies de *Trichostrongylus* (46,1%), espécies de *Ostertagia* (33,0%) e *C. curticei* (18,5%). (Lateef *et al.*, 2005).

Sinasi e Ali (2005) estudaram os órgãos gastrointestinais (GI) de 50 ovinos selecionados aleatoriamente de matadouros locais na região de Burdur para a prevalência de nemátodos GI. Todos os animais examinados estavam infectados (100%) com nemátodos da glândula, os ovinos foram positivos para *Ostertagia circumcincta* (80%), *Trichuris skrjabini* (74%), *T. ovis* (72%), *Marshallagia marshalli* (64%), *Nematodirus spathiger* (44%), *Trichostrongylus vitrinus* (42%), *N. abnormalis* (40%) e *Trichuris discolor* (40%).

Moghaddar e Afrahi (2008), ao realizarem um estudo sobre a helmintose gastrointestinal em ovinos no Irão, observaram *Gongylonema pulchrum* em 11 de 258, *Oesophagostomum* e *Paramphistomum* em 7 de 95 no rúmen. O abomaso continha nove espécies de diferentes nemátodos do género Strongyle, com predominância de *Trichostrongylus* sp., *Haemonchus contortus* e *Ostertagia* sp. O intestino delgado apresentava quatro espécies de cestodes, *nomeadamente Moniezia expansa, Moniezia benedini, Avitellina centripuntata* e *Stillesia globipunctata* e sete espécies de nemátodos *viz.*, *Trichostrongylus* sp., *Nematodirus* sp., *Bunostomum* sp. e *Strongyloides* sp. enquanto o intestino grosso continha uma infeção moderada com *Oesophagostomum* sp. e *Trichuris* sp.

Os ruminantes abatidos no matadouro de Kirkuk foram ovelhas (40233), cabras (9223), vitelos (9577), bovinos (2855) e búfalos (50). Verificou-se que a taxa mais elevada de quistos hidáticos foi observada nos bovinos (4,38%), seguida dos ovinos (1,17%), vitelos (0,52%) e caprinos (0,32%), respetivamente. A taxa de fasciolose hepática foi observada em ovinos (0,50%), caprinos (0,43%), bovinos (2,63%) e 2 (4%) em 50 búfalos abatidos. Não foi observada fasciolose hepática em vitelos. A distribuição do verme pulmonar foi em ovinos (0,55%), caprinos (0,22%) e bovinos (2,98%). (Kadir e Rasheed, 2008).

Sultan *etal.* (2010), na província de Gharbia, Egito, examinaram um total de 189 ovinos abatidos de raças locais. Noventa e oito (51,9%) tinham infeção por helmintos, as espécies recuperadas foram identificadas como *Fasciola* spp. *Paramphistomum cervi, Moneizia expense, Avitellina centripunctata, Cysticercus tenuicollis, Haemonchus contortus, Parabonema skrjabini* e *Graphidiops* spp.

Khalafalla *et al.* (2011) examinaram um total de 173 ovinos abatidos no matadouro de Al-Mahala, no Egito. Dezoito ovelhas (10,4%) estavam infectadas com oito espécies diferentes de nemátodos e as taxas de prevalência dos parasitas nemátodos encontradas foram: *Haemonchus contortus* (3,5%), *Haemonchus placei* (1.7%), *Trichuris ovis* (5,8%), *Parabronema skrjabini* (2,9%), *Ostertagia trifurcata* (1,2%), *Chabertia ovina* (0,6%), *Strongyloides papillosus* (0,6%) e *espécies de Graphidiops* (2,9%).

f. Carga larvar de herbívoros:

Theodoropoulos *et al.* (2000) realizaram estudos sobre larvas infecciosas de ovinos e referiram a acumulação de larvas infecciosas nas pastagens durante o outono e o início do inverno, coincidindo com humidade adequada e temperaturas amenas, o que torna as condições climáticas favoráveis ao desenvolvimento e à sobrevivência de estádios infecciosos de vida livre de nemátodos nas pastagens em zonas temperadas.

Al-Shaibani *et al.* (2008) relataram que o pico de infecciosidade do pasto foi em agosto e declinou para um nível mais baixo em janeiro. As contagens médias da carga de vermes foram as mais elevadas em setembro e diminuíram para o nível mínimo em fevereiro nos animais necropsiados.

g. Bioclimatografia

Roberts *et al.* (1952) consideraram que, na região costeira de Queensland, onde o clima é subtropical, era necessária uma precipitação mensal de 5 polegadas ou mais e uma temperatura média mensal máxima superior a 17,7°C para uma transmissão óptima do *Haemonchus* do gado.

CAPÍTULO 3

MATERIAIS E MÉTODOS

Localização

O Madhya Pradesh, chamado CORAÇÃO da Índia, está situado entre 17° e 25° de latitude e 72° e 85° de longitude leste. O presente estudo sobre a epidemiologia do parasitismo gastrointestinal em caprinos em Madhya Pradesh foi realizado durante um período total de 8 meses, de julho de 2011 a fevereiro de 2012.

Áreas-alvo para a recolha de amostras

Foram selecionados para o presente estudo três distritos, *nomeadamente* Balaghat, Chhindwara e Narsinghpur, em Madhya Pradesh, em três zonas agro-climáticas diferentes, onde as cabras são criadas em sistema de pastoreio extensivo e não organizado.

Seleção de animais experimentais

Foram selecionadas aleatoriamente em cada distrito 30 cabras adultas aparentemente saudáveis e 10 cabritos com menos de seis meses de idade (Quadro 1).

Quadro 1: Animais experimentais selecionados por distrito.

District	Adult goats	Kids
Balaghat	30	10
Chhindwara	30	10
Narsinghpur	30	10
Total	**90**	**30**

Assim, um total de 40 (30+10) cabras em cada distrito e, no total, 120 (40x3) cabras nos três distritos foram examinadas todos os meses para detetar o parasitismo gastro-intestinal, o que corresponde a 960 (120x8) amostras de fezes durante o período de oito meses de estudo.

Recolha de amostras fecais

Foram colhidas amostras fecais frescas ou rectais dos animais selecionados, em sacos de polietileno etiquetados individualmente (Sloss *et al.* 1994). As amostras fecais foram recolhidas mensalmente durante um período de oito meses.

Exame da amostra fecal

I. Exame qualitativo

a) Método de flutuação

A técnica de flutuação com açúcar de Sheather modificada, tal como descrita por Soulsby (1982), foi utilizada para a deteção de ovos de nemátodos e cestodes, bem como de oocistos de coccídeos. Aproximadamente 2-3 gramas de amostras de fezes foram esmagadas com um pilão e um almofariz, tendo sido preparada uma massa pastosa adicionando água gota a gota. Cerca de 15-20 ml de água foram então gradualmente adicionados à pasta fecal no almofariz e bem com um pilão para preparar uma suspensão homogénea. A suspensão foi então coada através de um coador de chá de nylon vulgar de malha simples para remover as partículas mais grosseiras. A suspensão assim obtida foi transferida para um tubo de centrifugação de 15 ml e deixada em repouso durante 10 minutos, após o que o fluido sobrenadante foi cuidadosamente eliminado sem perturbar o sedimento. O sedimento no tubo de centrifugação foi misturado corretamente com cerca de 10 ml de solução saturada de açúcar. Depois de misturar o conteúdo do tubo de centrifugação, adicionou-se mais solução saturada de açúcar, gota a gota, até se formar uma superfície convexa na borda do tubo. Colocou-se uma lamela redonda no tubo e centrifugou-se durante 3-5 minutos a 1500-2000 rpm. Após a centrifugação, o tubo foi removido e a lamela foi retirada verticalmente e colocada numa microlâmina limpa. A preparação foi examinada com pequenas ampliações (10 X) num microscópio composto.

b) Método de sedimentação

Para examinar o sedimento em busca de ovos mais pesados de vermes, deitou-se fora o sobrenadante do tubo de centrifugação. Adicionaram-se ao tubo 5 ml de NaOH N/10 e 2-3 esferas de vidro e misturou-se o conteúdo do tubo agitando vigorosamente o tubo de centrifugação 2-3 vezes com um intervalo de 5 minutos. Cerca de 0,5 ml de sedimento bem misturado foi transferido para uma lâmina de microscópio e examinado com uma ampliação seca baixa (10 X) do microscópio composto.

II. Estimativa quantitativa da carga de ovos nas fezes

a) Contagem de ovos de Strongyle e de oocistos de coccídeos

A contagem de ovos por grama (EPG) de Strongyle e de oócistos por grama (OPG) de coccídeos em cada amostra positiva foi determinada através da técnica de contagem de ovos Me Master modificada (Sloss *etal.,* 1994), tal como a seguir se descreve.

Procedimento

Dois gramas de fezes provenientes de amostras de fezes inteiras completamente trituradas e misturadas foram misturadas com 28 ml de solução saturada de açúcar e coadas através de um coador de nylon de malha simples comum para remover as partículas mais grosseiras. A suspensão foi bem misturada e imediatamente carregada na câmara de contagem de ovos Me Master com a ajuda de uma pipeta, preenchendo todos os seus espaços e evitando bolhas de ar. A câmara de contagem carregada foi então colocada sem perturbações na placa de um microscópio composto durante 10-15 minutos e, assim, foram contados os ovos em ambas as áreas reguladas de 1 cm2 . A Epg/Opg foi determinada utilizando a seguinte fórmula.

Epg/Opg = Número total de ovos em 1 câmara x 100

(em que 100 é o fator de diluição)

b) Contagem de ovos de solha

Ovos por grama (EPG) de ovos de anfistomídeos em cada amostra fecal positiva foi feito pela técnica de diluição de Stoll (Soulsby, 1982).

Procedimento

Três gramas de fezes de amostras de fezes inteiras completamente trituradas e misturadas foram colocadas num balão graduado com rolha, ao qual foi adicionada uma solução de NaOH N/10 até à marca de 45 ml. Após a adição de 10-12 pérolas de vidro, o frasco foi fechado hermeticamente, agitado suavemente para misturar o conteúdo e deixado em repouso durante uma noite. Na manhã seguinte, o conteúdo do frasco foi agitado suavemente e depois coado através de um coador de chá de nylon de malha simples para remover as partículas mais grosseiras. Espalharam-se 0,15 ml de suspensão coada bem misturada numa lâmina de vidro e contaram-se os ovos de pulgas com uma ampliação reduzida (10 X) do microscópio composto. O número de ovos de peste por grama de fezes foi determinado utilizando a seguinte fórmula.

Fluke epg= Número de ovos de solha x 100

(sendo 100 o fator de diluição)

III. Coprocultura para recuperação de larvas de Strongyle

As amostras fecais positivas para a infeção por estrôngilo num mês foram agrupadas por distrito e cultivadas no laboratório pelo método do copo de vidro (capacidade de 300 ml), de acordo com o procedimento de Roberts e O'Sullivan (1949), a seguir indicado, para colher as larvas em fase infecciosa (L3).

Procedimento

Cerca de 75-100 gramas de amostras fecais de strongyle positivo foram cuidadosamente misturadas com carvão ativado numa proporção de 3:1 e água suficiente para obter uma consistência pastosa, utilizando um almofariz de pilão e colocadas num copo de vidro com 300 ml de capacidade. Depois de limpar a margem interior do copo, a sua boca foi coberta com folha de alumínio e, em seguida, foi incubado a 25-28°C durante 7 dias. O recipiente de cultura foi controlado uma vez por dia, de manhã, para verificar se a amostra estava bem húmida. No dia 8th , o copo foi retirado da incubadora, a folha de alumínio foi removida e foi então enchida água morna até se formar uma superfície convexa na borda. Colocou-se um recipiente de vidro de 10 cm de diâmetro na boca do copo, tendo o cuidado de evitar a formação de bolhas de ar. Em seguida, inverteu-se todo o preparado, de modo a que o copo ficasse no recipiente de vidro de cabeça para baixo. Adicionou-se água suficiente para submergir a boca do copo e manteve-se o recipiente em posição pouco inclinada sob luz artificial. Após 4-6 horas, a água do petrídeo foi retirada e centrifugada a 1000 rpm durante 2 minutos. Depois de deitar fora o sobrenadante, adicionou-se formaldeído a 10% a quente ao sedimento que continha as larvas, de modo a preservá-las esticadas.

IV. Identificação de larvas de Strongyle

Colocou-se uma gota de sedimento conservado contendo larvas numa lâmina de vidro, misturada com uma gota de iodo de Logol ou safranina aquosa e, em seguida, examinada sob ampliações secas do microscópio composto, depois de aplicar uma lamela sobre a preparação. A identificação das larvas de estrôngilo foi efectuada com a ajuda da chave e das placas fornecidas pelo Ministério da Agricultura, Pescas e Alimentação (1971), reproduzidas a seguir:

1	Oesophagus rhabditiform Oesophagus not rhabditiform	Free living nematode 2
2	Without seath, oesophagus nearly half the Length of the body With seath, oesophagus less than ¼ the length of the body	*Strongyloides* 3
3	Tail of seath short or of medium length Tail of seath very long	4 7
4	Two refractile bodies or a bright transverse band visible between buccal cavity and oesophagus Refractile bodies or band absent	*Cooperia* 5
5	Slender larva, tail of seath of medium length tapering to a point and often kinked Tail of seath very short, conical	*Haemonchus* 6
6	Larva of medium size or large with distinct Round tail Small larva bearing one or two tuberosities Or indistinctly rounded	*Oestertagia* *Trichostrongylus*
7	Very large larva, 8 gut cells, tail notched, biloped or triloped Larva of medium size, 32 pentagonal gut Cells, lumen of gut wavy Larva of medium size, 32 square gut cells, Lumen of gut straight Very small larva with 16 gut cells	*Nematodirus* *Oesophagostomum* *Chabertia* *Bunostomum*

IV. Estudo do matadouro

O trato gastrointestinal foi recolhido imediatamente após o abate no matadouro de Sadar, Jabalpur. O rúmen, o abomaso, o intestino delgado e o intestino grosso foram examinados separadamente. Cada parte foi aberta ao longo do comprimento com uma tesoura e o conteúdo foi retirado para os tabuleiros. Antes da raspagem, a superfície da mucosa foi cuidadosamente examinada para detetar nódulos, lesões, hemorragias e parasitas aderentes. Em seguida, o número de parasitas foi contado separadamente e correlacionado com a EPG.

V. Carga larvar da pastagem (PLB)

Estudar o efeito do clima no desenvolvimento e sobrevivência das larvas de nemátodos na pastagem. A recuperação das larvas da erva e a estimativa da carga da pastagem foram efectuadas de acordo com o procedimento descrito por Soulsby (1982).

Procedimento

As ervas foram cortadas com a ajuda de uma tesoura acima do nível do solo em diferentes locais da pastagem, de forma aleatória. As amostras foram levadas para o laboratório e mergulhadas em água durante a noite; no dia seguinte, o capim foi retirado e colocado ao sol para secar. A amostra de água foi deixada a sedimentar as larvas e o sobrenadante foi eliminado por sifonagem do excesso de água e depois concentrado em cerca de 60-100 ml. Foram tomadas quatro alíquotas de 2 ml cada e centrifugadas. O sobrenadante foi retirado e adicionou-se solução saturada de iodeto de potássio até 2 ml no sedimento; em seguida, as alíquotas foram examinadas com uma lâmina Me Master e o número de larvas foi contado.

A= Vol. de sedimento (ml) (60-100)

B= Vol. examinado (Me Master) 0,15 ml

C= N.º de larvas obtidas (Av. de 4)

D= Teor de matéria seca da erva, em gramas

Larvas de pastagem/ kg. MS de pasto= $\frac{A * C}{B * D} * 1000$

VI. Bioclimatografia

Para preparar a bioclimatografia, foi essencial recolher dados meteorológicos sobre a temperatura máxima e mínima, a precipitação e a humidade relativa. Os seguintes dados metrológicos foram recolhidos do Departamento Regional de Meteorologia, GOI, Nagpur.

(1) Temperatura máxima e mínima mensal.

(2) Humidade relativa média mensal.

(3) Precipitação total mensal

Procedimento:

A epidemiologia dos parasitas em caprinos, em pastagens, e a sua complexa inter-relação com o clima foram estabelecidas através da preparação de bioclimatografias para Madhya Pradesh. Isto ajudará a prever o futuro e a visualizar o efeito da temperatura, da precipitação e da humidade relativa com condições favoráveis ao desenvolvimento e à sobrevivência de *Haemonchus contortus* e *Oesophagostomum,* em que a precipitação total mensal foi traçada contra a temperatura máxima e mínima de cada mês. *Haemonchus contortus* e *Oesophagostomum.* Além disso, a UR média (humidade relativa) foi representada em função da temperatura máxima e mínima média de cada mês e os pontos resultantes foram unidos por uma curva fechada. Os limites das condições climáticas mais adequadas para a sobrevivência, o desenvolvimento e a disseminação dos estádios pré-infecciosos dos nemátodos gastrointestinais, indicados por linhas, foram sobrepostos a estes gráficos.

Os limites das condições climáticas adequadas, com base na literatura disponível (Levine, 1963), foram considerados como precipitação total mensal (TRF) igual ou superior a 50 com temperatura máxima média mensal (T_{max}) variando de 18 a 37°C para *H. contortus.* A mesma precipitação com temperatura variando de 6 a 20°C para *Trichostrongylus* sp. A UR foi considerada > 50% para o desenvolvimento ótimo dos parasitas. A bioclimatografia para Madhya Pradesh está esgotada. A bioclimatografia resultante foi comparada com a incidência e intensidade em tempo real dos nemátodos GI.

VII. ANÁLISE ESTATÍSTICA

Foi aplicada uma técnica estatística adequada para analisar os dados, de acordo com Snedecor e Cochran (1994).

CAPÍTULO 4

RESULTADOS

A. Incidência:

a. Incidência global

Um total de 960 cabras foram examinadas durante o período de estudo, 907 (94,48%) foram consideradas positivas para diferentes infecções parasitárias gastrointestinais (Quadro 2). A incidência (%) de infecções por nemátodos e tremátodos foi de 70,94 e 22,5%, respetivamente, ao passo que as infecções por cestóides (apenas *moniezia)* e protozoários (apenas coccidia) foram de 3,02 e 82,4, respetivamente. Os parasitas predominantes foram Strongyle sp., *Strongyloides* sp. e *Trichuris* sp. entre os nemátodos e Amphistomes, Schistosoma sp., *Fasciola* sp., *Moniezia* sp. e coccidia entre os outros parasitas gastrointestinais. O estrôngilo foi o nemátodo predominante (69,27%), seguido do *Strongyloides* sp. (9,17%) e *do Trichuris* sp. (3,85%). A incidência de infeção coccidiana foi a mais elevada (82,4%) entre os parasitas não-nematódeos. A incidência de anfistomas foi de (22,71%), *Schistosoma* sp. (2,29%), *Moniezia* sp. (3,02%) e *Fasciola* sp. 1,77 por cento (Quadro 3, Fig. 1).

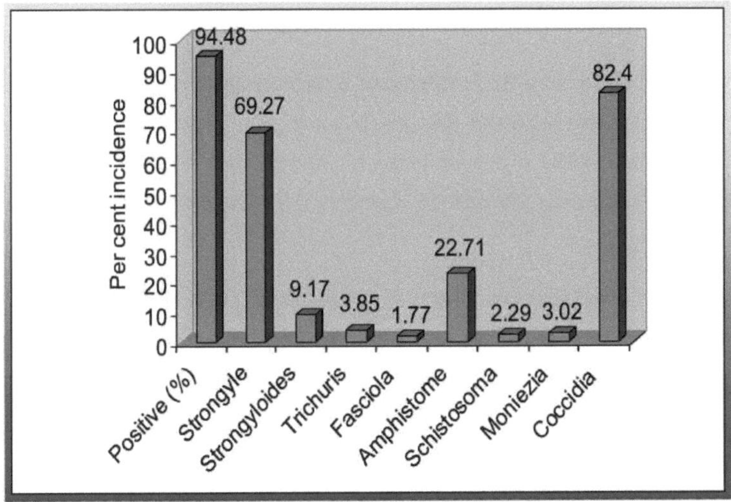

Fig 1: **Incidência global (%) do parasitismo GI em caprinos**

District	Balaghat	Narsinghpur	Chhindwara	Overall
Positive	93.75	97.81	91.88	94.48
Nematode	70.94	70.94	69.69	70.52
Trematode	22.5	22.5	27.19	24.06
Cestode	1.88	7.19	0.00	3.02
Coccidian	80.63	88.44	78.13	82.4

Table 2: Incidência global (%) de infecções parasitárias por GI em caprinos em diferentes distritos de M.P.

District	No. Examined	Positive	Positive for GI Nematodes			Positive for other GI parasites				
			Strongyle	*Strongyloides*	*Trichuris*	*Fasciola*	Amphistome	*Schistosoma*	*Moniezia*	Coccidia
Balaghat	320	93.75	70.00	10.00	2.50	0.94	21.25	2.50	1.88	80.63
Narsinghpur	320	97.81	70.00	10.94	5.63	2.81	20.94	3.75	7.19	88.44
Chhindwara	320	91.88	67.81	6.56	3.44	1.56	25.94	0.63	0.00	78.13

Table 3: Incidência global (%) de infecções parasitárias por GI em caprinos em diferentes distritos de M.P.

b. Incidência por distrito

Dos três distritos (quadro 3), Narsinghpur registou a incidência mais elevada (97,81%) e Chhindwara a mais baixa (91,88%). Balaghat e Narsinghpur registaram a incidência mais elevada de estrongilídeos (70%) e a mais baixa em Chhindwara (67,81%), enquanto Narsinghpur registou a incidência mais elevada de coccídios (88,44%) e Chhindwara a mais baixa (78,13%) (Quadro 3, Fig. 2).

No distrito de Chhindwara, a infeção por nemátodos (69,69%), cestóides (0%) e coccídeos (78,13%) foi a mais baixa, mas a infeção por tremátodos foi a mais elevada (27,19%).

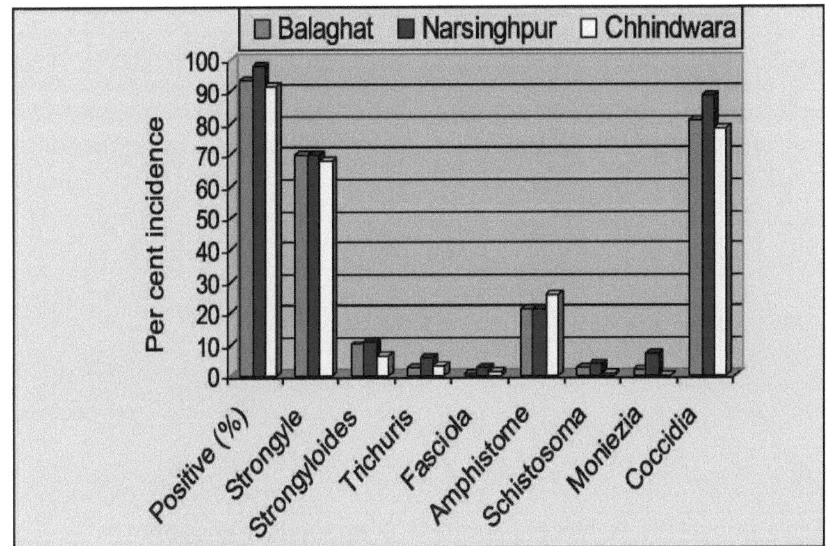

Fig 2: **Incidência distrital (%) de parasitismo por GI em caprinos em M.P.**

c. Incidência sazonal

i. Distrito de Balaghat

A incidência sazonal (%) em caprinos foi de 98,33, 87,50 e 93,33 na estação das monções, pós-monções e inverno, respetivamente (Quadro 4). A monção foi a estação predominante para o Strongyle (95,83%), enquanto o inverno foi predominante para o coccídio (93,33%) (Tabela 3). A maior incidência de infeção por estrongilídeos foi predominante na estação das monções: *Strongyloides* (95,83%), *Trichuris* (5,00%), Amphistomes (25,83%), *Schistosoma* (5,00%) e *Moniezia* (3,33%) foram registados na estação das monções, enquanto *Fasciola* (2,50%) na estação pós-monções (Fig. 3).

Quadro 4: Incidência sazonal (%) da infeção parasitária GI em caprinos no distrito de Balaghat

Season	No. Examined	Positive	Positive for GI Nematodes			Positive for other GI parasites				
			Strongyle	*Strongyloides*	*Trichuris*	*Fasciola*	Amphistome	*Schistosoma*	*Moniezia*	Coccidia
Monsoon	120	98.33	95.83	17.50	5.00	0.83	25.83	5.00	3.33	73.33
Post monsoon	80	87.50	65.00	10.00	2.50	2.50	23.75	2.50	0.00	72.50
Winter	120	93.33	47.50	2.50	0.00	0.00	15.00	0.00	1.67	93.33

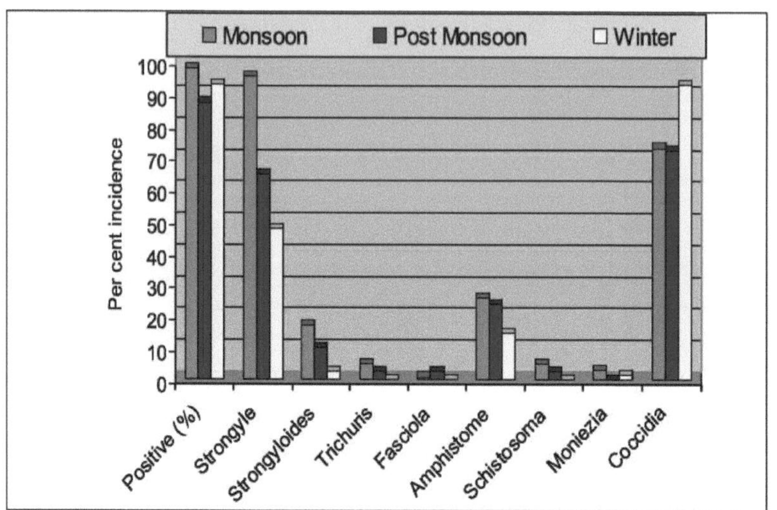

Fig 3: Incidência sazonal (%) da infeção parasitária GI em caprinos no distrito de Balaghat

ii. Distrito de Narsinghpur

A incidência sazonal (%) nos caprinos foi de 97,50, 98,75 e 97,50 na estação das monções, pós-monções e inverno, respetivamente (Fig. 3). A infeção predominante de Strongyle (91,67%), *Strongyloide* (17,50%), *Trichuris* (8,33%), *Fasciola* (5,00%), Amphistomes (36,67%) e *Moniezia* (9,17%) foi registada na estação das monções, enquanto a infeção por *Schistosoma* (8,75%) foi predominante na estação pós-monção. Do mesmo modo, os coccídeos predominaram no inverno (97,50%) (Quadro 5, Fig. 4).

Quadro 5: Incidência sazonal (%) de infecções parasitárias por GI em caprinos no distrito de Narsinghpur de M.P.

Season	No. Examined	Positive	Positive for GI Nematodes			Positive for other GI parasites				
			Strongyle	*Strongyloides*	*Trichuris*	*Fasciola*	Amphistome	*Schistosoma*	*Moniezia*	Coccidia
Monsoon	120	97.50	91.67	17.50	8.33	5.00	36.67	4.17	9.17	74.17
Post monsoon	80	98.75	86.25	10.00	2.50	3.75	20.00	8.75	6.25	96.25
Winter	120	97.50	37.50	5.00	5.00	0.00	5.83	0.00	5.83	97.50

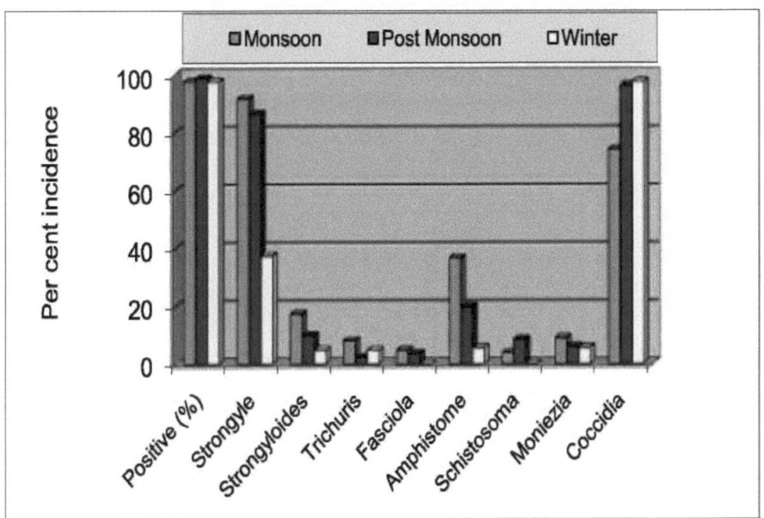

Fig 4: Incidência sazonal (%) de infecções parasitárias de GI em caprinos no distrito de Narsinghpur

iii. Distrito de Chhindwara

A incidência sazonal do parasitismo por GI é mais elevada na estação das monções (98,33%), seguida da pós-monção (93,75%) e da estação do inverno (84,17%) (Quadro 6). A infeção predominante foi registada na estação das monções, enquanto *Schistosoma* na estação pós-monção (8,75%) e Coccidia na estação do inverno (97,5%).

Quadro 6: Incidência sazonal (%) de infecções parasitárias de GI em caprinos no distrito de Chhindwara de M.P.

Season	No. Examined	Positive	Positive for GI Nematodes			Positive for other GI parasites				
			Strongyle	*Strongyloides*	*Trichuris*	*Fasciola*	Amphistome	*Schistosoma*	*Moniezia*	Coccidia
Monsoon	120	98.33	94.17	10.83	7.50	4.17	38.33	1.67	0.00	68.33
Post monsoon	80	93.75	71.25	5.00	2.50	0.00	33.75	0.00	0.00	83.75
Winter	120	84.17	39.17	3.33	0.00	0.00	8.33	0.00	0.00	84.17

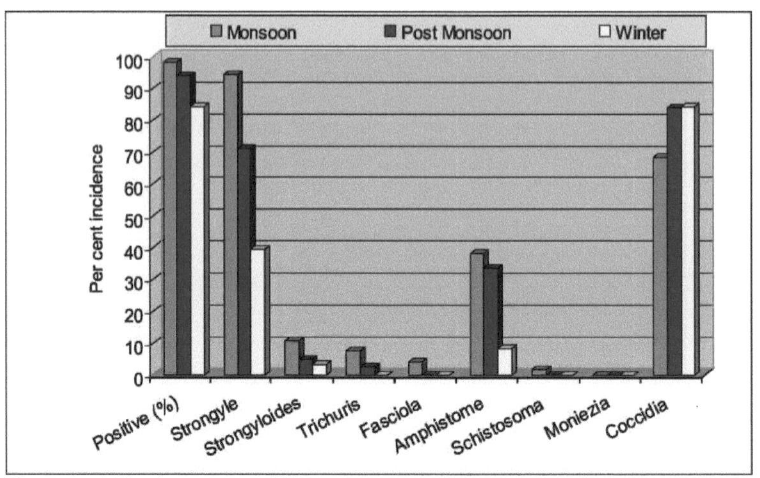

Fig 5: Incidência sazonal (%) de infecções parasitárias em cabras no distrito de Chhindwara de M.P.

iv. Em geral

A incidência sazonal (%) nos caprinos foi de 98,06, 93,33 e 91,67 na estação das monções, pós-monções e inverno, respetivamente (Quadro 8). As infecções por Strongyle (93,89%), *Strongyloides* (15,28%), *Trichuris* (6,94%), *Fasciola* (3,33%), Amphistomes (33,61%) e *Moniezia* (4,17%) foram predominantes na estação das monções. Do mesmo modo, a infeção por coccidia foi predominante no inverno (91,67%) (Quadro 8, Fig. 6). Registou-se uma maior infeção de nemátodos (95,28%) e tremátodos (35,83%) na estação das monções, mas a mais baixa no inverno.

Quadro 7: Incidência sazonal (%) Parasitismo de GI em caprinos

Season	Overall	Nematode	Trematode	Cestode	Coccidia
Monsoon	98.06	95.28	35.83	4.17	71.94
Post monsoon	93.33	73.75	27.92	2.08	84.17
Winter	91.67	43.61	09.72	2.50	91.67

Quadro 8: Incidência sazonal (%) de infecções parasitárias por GI em caprinos em diferentes distritos de M.P.

Season	No. Examined	Positive	Positive for GI Nematodes			Positive for other GI parasites				
			Strongyle	*Strongyloides*	*Trichuris*	*Fasciola*	Amphistome	*Schistosoma*	*Moniezia*	Coccidia
Monsoon	360	98.06	93.89	15.28	6.94	3.33	33.61	3.61	4.17	71.94
Post monsoon	240	93.33	74.17	8.33	2.50	2.08	25.83	3.75	2.08	84.17
Winter	360	91.67	41.39	3.61	1.67	0.00	9.72	0.00	2.50	91.67

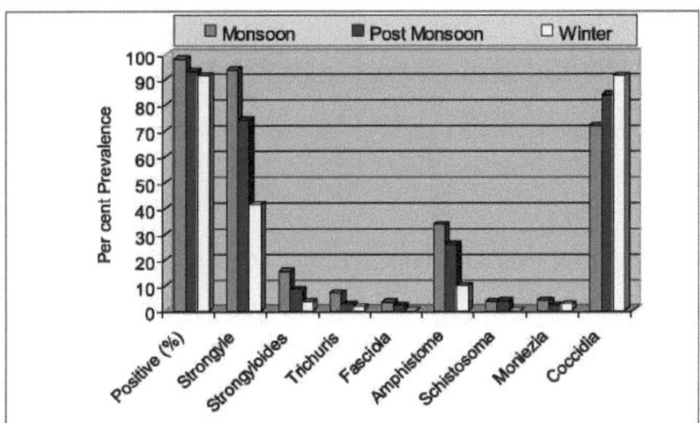

Fig. 6: Incidência sazonal (%) de infecções parasitárias em caprinos em M.P.

d. Incidência mensal

i. Distrito de Balaghat

Independentemente da espécie caprina, a incidência mais elevada foi registada nos meses de agosto a outubro. O quadro 9 apresenta o padrão de incidência mensal de diferentes parasitas dos GI, por exemplo, Strongyle, *Strongyloides, Trichuris, Fasciola,* Amphistomes, *Schistosoma, Moniezia* e Coccidian. A maior incidência de Strongyle (100,00%) foi registada nos meses de agosto e setembro, enquanto que a de *Strongyloides* foi registada nos meses de julho e setembro (20%). A incidência de anfistomídeos (37,50%) e coccídeos (97,50%) foi mais elevada nos meses de agosto e dezembro, respetivamente (Tabela 9, Fig. 7).

ii. distrito de Narsinghpur

A incidência mais elevada (%) foi registada nos meses de setembro e outubro. A tabela 10 apresenta o padrão de incidência mensal de diferentes parasitas GI, por exemplo, Strongyle, *Strongyloides, Trichuris, Fasciola,* Amphistomes, *Schistosoma, Moniezia* e Coccidian. A incidência mais elevada de Strongyle (100,00%), *Strongyloides* (25,00%), *Trichuris* (12,50%) e *Fasciola* (12,50%) foi registada no mês de setembro. Mas a incidência de Coccidia (97,50%) foi mais elevada em outubro e de dezembro a fevereiro (Quadro 10, Fig. 8).

iii. distrito de Chhindwara

A incidência mais elevada de GI Parasitism foi registada nos meses de agosto. O padrão de incidência mensal de diferentes parasitas GI, por exemplo Strongyle, *Strongyloides, Trichuris, Fasciola,* Anfistomas, *Schistosoma, Moniezia* e Coccidian, é apresentado na tabela 8. A maior incidência de Strongyle (97,50%) e de anfistomos (55,00%) foi registada no mês de julho. A incidência de *Strogyloides* (22,5%) foi mais elevada em setembro, enquanto a incidência de *Trichuris* (12,50%) e *Fasciola* (10,00%) foi mais elevada em agosto. A infeção por coccidios foi predominante no mês de dezembro (97,50%) (Quadro 11, Fig. 9).

iv. Global

A incidência mais elevada foi registada no mês de setembro (99,17). O padrão de incidência mensal de diferentes GI Parasitas, por exemplo Strongyle, *Strongyloides, Trichuris, Fasciola,* Amphistomes, *Schistosoma, Moniezia* e coccidian, é apresentado na tabela 9. A incidência de estrôngilo foi mais elevada (96,67%) no mês de setembro e mais baixa (10,33%) em fevereiro. A incidência de estrongilóides (22,50%) e de Fasciola (5,85%) também foi mais elevada em setembro. A maior e a menor incidência de anfistomos foi registada nos meses de agosto (39,17%) e fevereiro (2,50%), respetivamente. A incidência da infeção por coccídeos foi mais elevada durante todo o período de estudo (82,5-97,5%), exceto em julho (79,17%).

e. Incidência por idade (%) de infecções parasitárias de GI em caprinos

Amostras fecais de 720 cabras adultas e 240 cabritos foram examinadas coprologicamente e a maior incidência de parasitismo por GI foi registada em cabritos em Balaghat (93,75%), Narsinghpur (98,75%) e Chhindwara (96,25%) em comparação com os adultos (93,75%), (71,25%) e (90,42%) no respetivo distrito (quadro 13). *O Strongyloides* era elevado nos adultos em comparação com as crianças, exceto em Chhindwara. *O Trichuris* foi mais elevado em Narsinghpur. Nos três distritos, a incidência de Amphistomes era mais elevada nos adultos do que nas crianças. A incidência de Coccidia era mais elevada em crianças em Balaghat e Chhindwara do que em Narsinghpur (Fig. 11,12,13 e 14).

Month	No. Examined	Positive	Positive for GI Nematodes			Positive for other GI parasites				
			Strongyle	*Strongyloides*	*Trichuris*	*Fasciola*	Amphistome	*Schistosoma*	*Moniezia*	Coccidia
Jul-11	40	95.00	87.50	20.00	10.00	0.00	12.50	10.00	7.50	50.00
Aug-11	40	100.00	100.00	12.50	5.00	0.00	37.50	0.00	0.00	95.00
Sep-11	40	100.00	100.00	20.00	0.00	2.50	27.50	5.00	2.50	75.00
Oct-11	40	100.00	72.50	12.50	5.00	0.00	22.50	5.00	0.00	72.50
Nov-11	40	75.00	57.50	7.50	0.00	5.00	25.00	0.00	0.00	72.50
Dec-11	40	97.50	95.00	0.00	0.00	0.00	15.00	0.00	5.00	97.50
Jan-12	40	92.50	35.00	2.50	0.00	0.00	25.00	0.00	0.00	92.50
Feb-12	40	90.00	12.50	5.00	0.00	0.00	5.00	0.00	0.00	90.00
Total	320	**93.75**	**70.00**	**10.00**	**2.50**	**0.94**	**21.25**	**2.50**	**1.88**	**80.63**

Quadro 9: Incidência mensal (%) de infecções parasitárias gastrointestinais em caprinos no distrito de Balaghat de M.P.

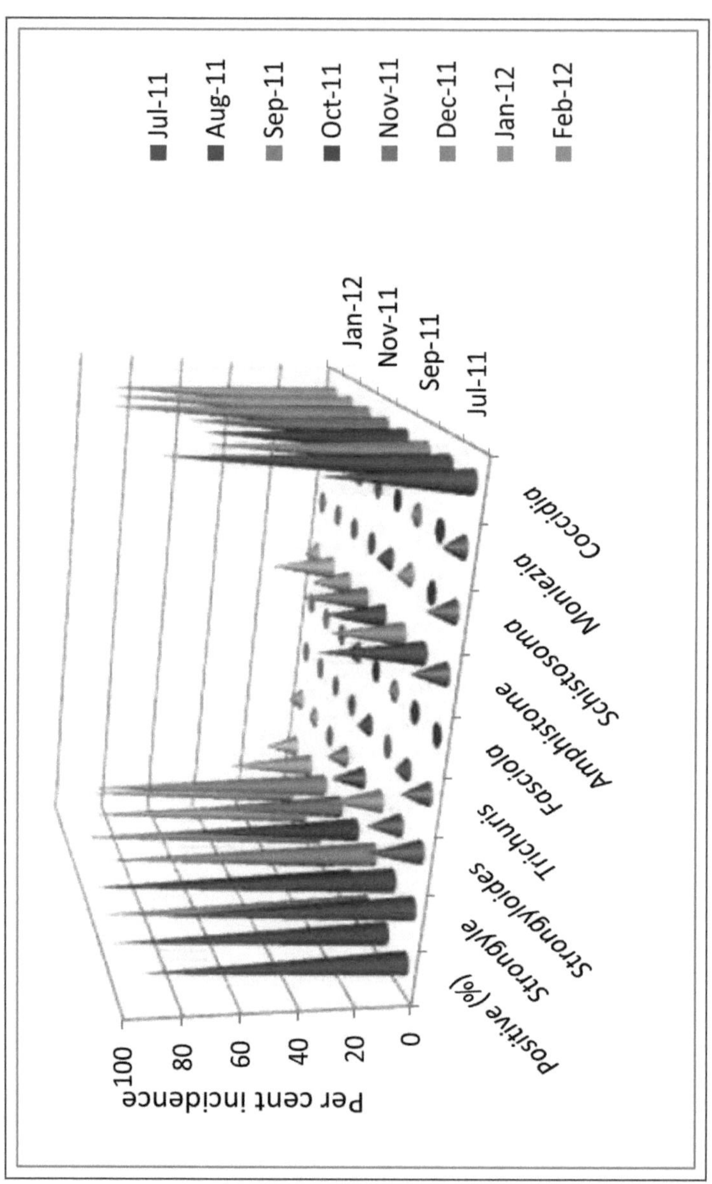

Fig. 7: Incidência mensal (%) de infecções parasitárias gastrointestinais em caprinos no distrito de Balaghat de M.P.

Month	No. Examined	Positive	Positive for GI Nematodes			Positive for other GI parasites				
			Strongyle	*Strongyloides*	*Trichuris*	*Fasciola*	Amphistome	*Schistosoma*	*Moniezia*	Coccidia
Jul-11	40	97.50	90.00	5.00	7.50	2.50	40.00	10.00	12.50	62.50
Aug-11	40	95.00	85.00	22.50	5.00	0.00	32.50	0.00	7.50	72.50
Sep-11	40	100.00	100.00	25.00	12.50	12.50	37.50	2.50	7.50	87.50
Oct-11	40	100.00	95.00	20.00	2.50	2.50	27.50	10.00	10.00	97.50
Nov-11	40	97.50	77.50	0.00	2.50	5.00	12.50	7.50	2.50	95.00
Dec-11	40	97.50	75.00	10.00	0.00	0.00	17.50	0.00	5.00	97.50
Jan-12	40	97.50	35.00	0.00	10.00	0.00	0.00	0.00	0.00	97.50
Feb-12	40	97.50	2.50	5.00	5.00	0.00	0.00	0.00	12.50	97.50
Total	320	**97.81**	**70.00**	**10.94**	**5.63**	**2.81**	**20.94**	**3.75**	**7.19**	**88.44**

Quadro 10: Incidência mensal (%) de infecções parasitárias gastrointestinais em caprinos no distrito de Narsinghpur de M.P.

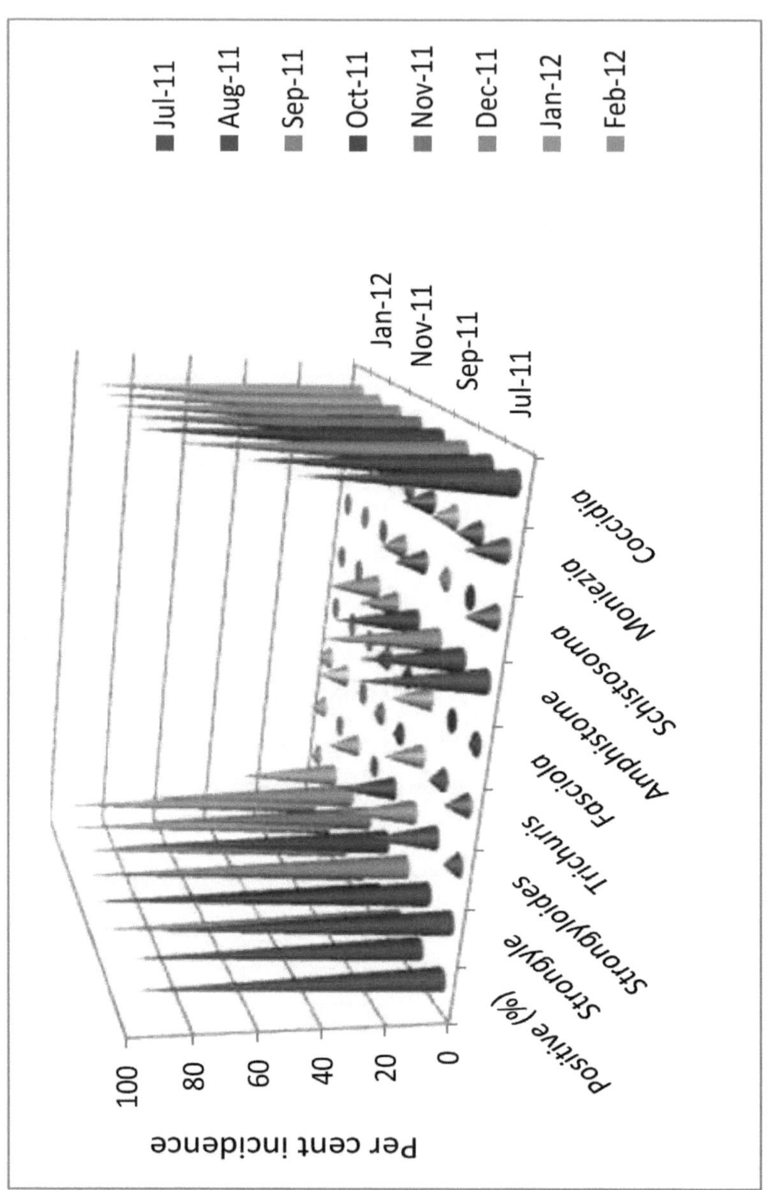

Fig 8: Incidência mensal (%) de infecções parasitárias gastrointestinais em caprinos no distrito de Narsinghpur de M.P.

Month	No. Examined	Positive	Positive for GI Nematodes			Positive for other GI parasites				
			Strongyle	*Strongyloides*	*Trichuris*	*Fasciola*	Amphistome	*Schistosoma*	*Moniezia*	Coccidia
Jul-11	40	97.50	97.50	7.50	10.00	0.00	55.00	2.50	0.00	35.00
Aug-11	40	100.00	95.00	2.50	12.50	10.00	47.50	2.50	0.00	85.00
Sep-11	40	97.50	90.00	22.50	0.00	2.50	12.50	0.00	0.00	85.00
Oct-11	40	92.50	72.50	10.00	5.00	0.00	20.00	0.00	0.00	80.00
Nov-11	40	95.00	70.00	0.00	0.00	0.00	47.50	0.00	0.00	87.50
Dec-11	40	97.50	92.50	7.50	0.00	0.00	22.50	0.00	0.00	97.50
Jan-12	40	75.00	7.50	0.00	0.00	0.00	0.00	0.00	0.00	75.00
Feb-12	40	80.00	17.50	2.50	0.00	0.00	2.50	0.00	0.00	80.00
Total	320	**91.88**	**67.81**	**6.56**	**3.44**	**1.56**	**25.94**	**0.63**	**0.00**	**78.13**

Quadro 11: Incidência mensal (%) de infecções parasitárias gastrointestinais em caprinos no distrito de Chhindwara de M.P.

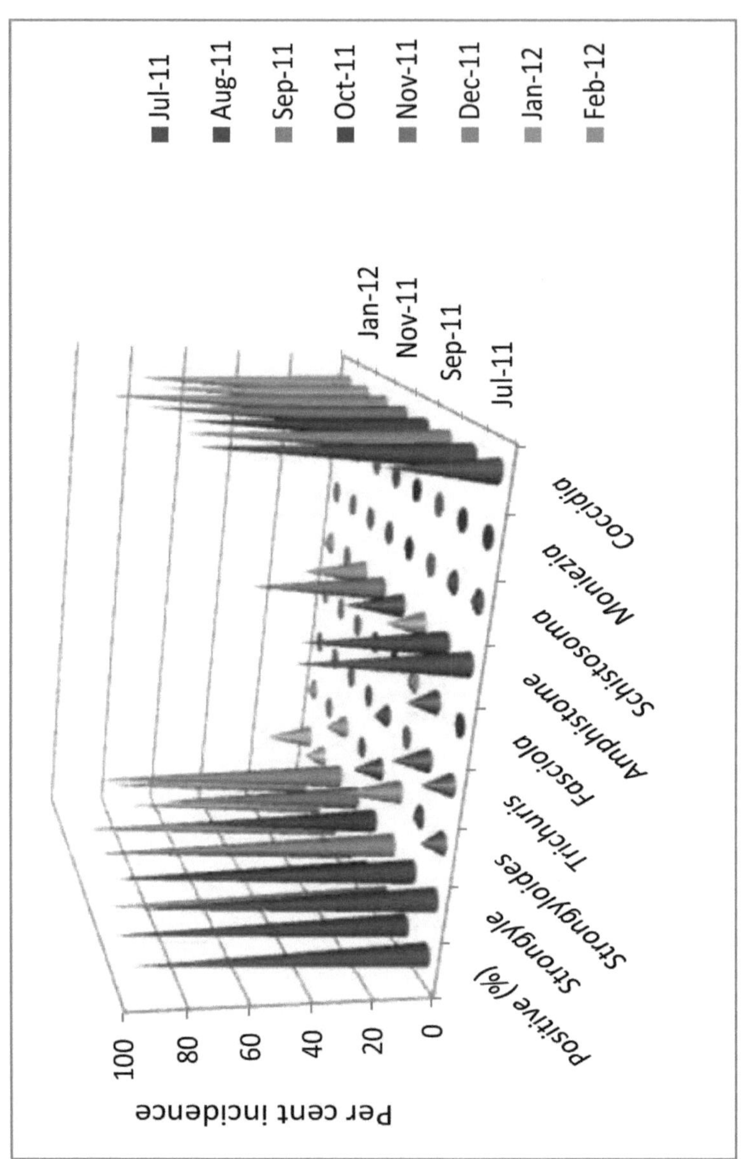

Fig 9: Incidência mensal (%) de infecções parasitárias gastrointestinais em caprinos no distrito de Chhindwara de M.P.

Month	No. Examined	Positive	Positive for GI Nematodes			Positive for other GI parasites				
			Strongyle	*Strongyloides*	*Trichuris*	*Fasciola*	Amphistome	*Schistosoma*	*Moniezia*	Coccidia
Jul-11	120	96.67	91.67	10.83	9.17	0.83	35.83	7.50	6.67	49.17
Aug-11	120	98.33	93.33	12.50	7.50	3.33	39.17	0.83	2.50	84.17
Sep-11	120	99.17	96.67	22.50	4.17	5.83	25.83	2.50	3.33	82.50
Oct-11	120	97.50	80.00	14.17	4.17	0.83	23.33	5.00	3.33	83.33
Nov-11	120	89.17	68.33	2.50	0.83	3.33	28.33	2.50	0.83	85.00
Dec-11	120	97.50	87.50	5.83	0.00	0.00	18.33	0.00	3.33	97.50
Jan-12	120	88.33	25.83	0.83	3.33	0.00	8.33	0.00	0.00	88.33
Feb-12	120	89.17	10.83	4.17	1.67	0.00	2.50	0.00	4.17	89.17
Total	960	**94.48**	**69.27**	**9.17**	**3.85**	**1.77**	**22.71**	**2.29**	**3.02**	**82.40**

Quadro 12: Incidência mensal (%) de infecções parasitárias gastrointestinais em caprinos em diferentes distritos de M.P.

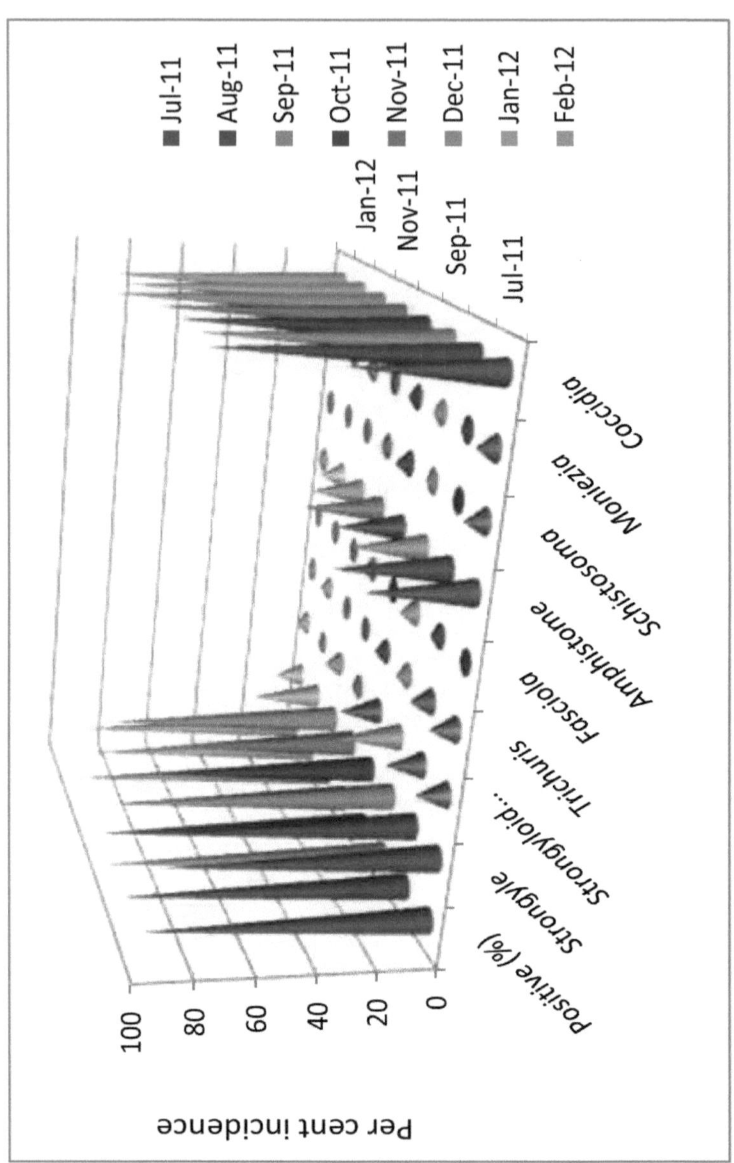

Fig 10 Incidência mensal (%) de infecções parasitárias gastrointestinais em caprinos em M.P.

District	Age	No. Examined	Positive	Positive for GI Nematodes			Positive for other GI parasites				
				Strongyle	*Strongyloides*	*Trichuris*	*Fasciola*	Amphistome	*Schistosoma*	*Moniezia*	Coccidia
Balaghat	Adult	240	93.75	68.75	11.67	2.50	0.83	21.67	2.50	0.42	77.50
	Kid	80	93.75	73.75	5.00	2.50	1.25	20.00	2.50	6.25	90.00
Narsinghpur	Adult	240	97.50	71.25	11.67	5.00	1.67	21.67	4.58	4.58	90.42
	Kid	80	98.75	66.25	8.75	7.50	6.25	18.75	1.25	15.00	82.50
Chhindwara	Adult	240	90.42	67.50	6.25	3.33	1.67	27.92	0.42	0.00	76.25
	Kid	80	96.25	68.75	7.50	3.75	1.25	20.00	1.25	0.00	83.75
Over all	Adult	720	93.89	69.17	9.86	3.61	1.39	23.75	2.50	1.67	81.39
	Kid	240	96.25	69.58	7.08	4.58	2.92	19.58	1.67	7.08	85.42

Quadro 13: Incidência por idade (%) de infecções parasitárias gastrointestinais em caprinos em diferentes distritos de M.P.

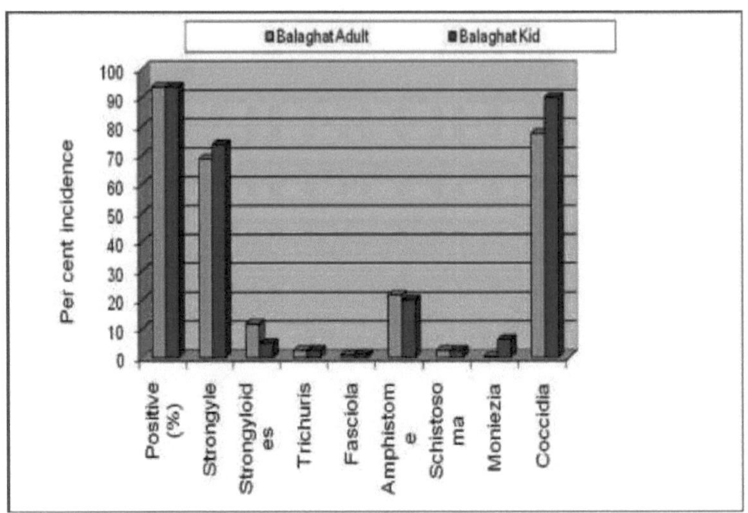

Fig. 11: Incidência por idade (%) de infecções parasitárias de GI em cabras no distrito de Balaghat de M.P.

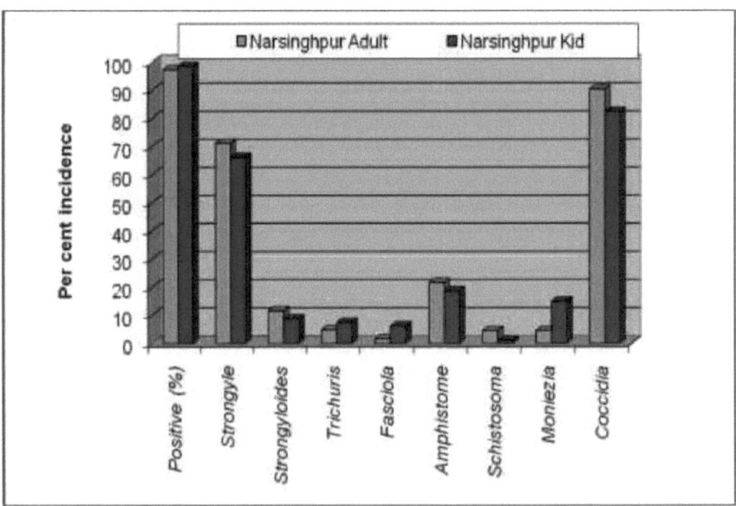

Fig. 12: Incidência por idade (%) de infecções parasitárias por GI em caprinos no distrito de Narsinghpur de M.P.

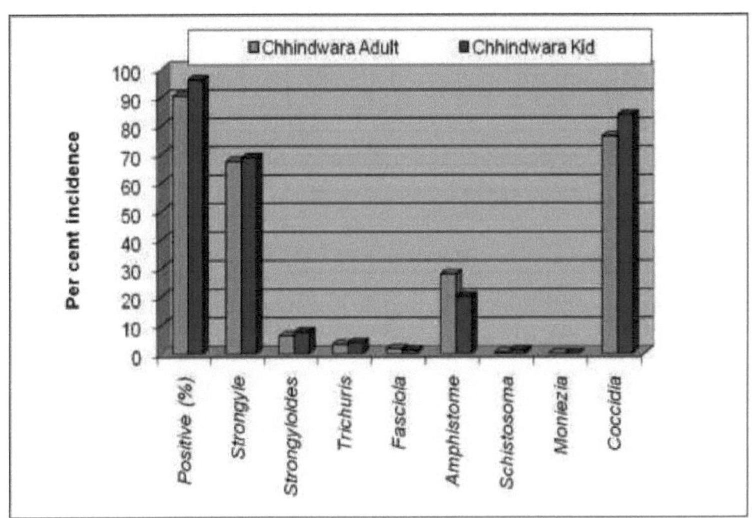

Fig. 13: Incidência por idade (%) de infecções parasitárias em cabras no distrito de Chhindwara de M.P.

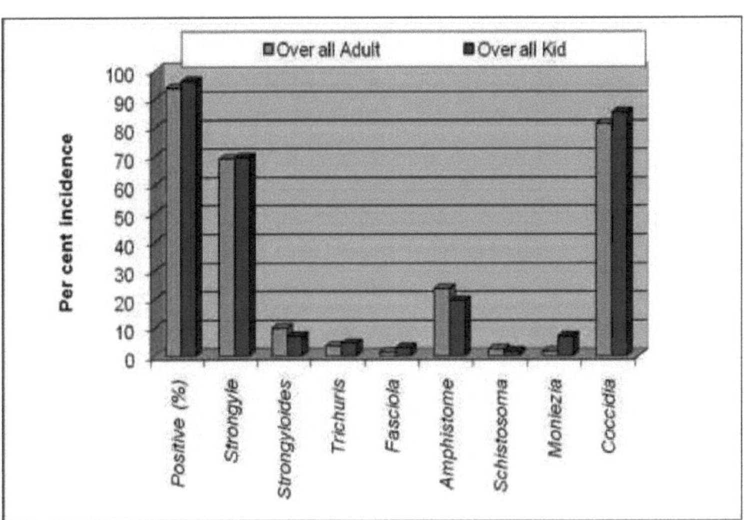

Fig. 14: Incidência por idade (%) de infecções parasitárias de GI em caprinos em M.P.

B. Intensidade

a. Intensidade da infeção por estrôngilo (EPG) em caprinos na Polónia.

Em Balaghat, a intensidade mais elevada de infeção por estrôngilos foi registada no mês de agosto (2015,00) e a mais baixa no mês de fevereiro (340,00), enquanto a intensidade média foi de 867,93. Do mesmo modo, em Narsinghpur, a intensidade mais elevada da infeção por estrôngilos foi registada no mês de setembro (2372,50) e a mais baixa no mês de janeiro (192,86), enquanto a intensidade média foi de 785,34. Finalmente, em Chhindwara, a intensidade mais elevada de infeção por estrôngilos foi registada no mês de setembro (1355,56) e a mais baixa no mês de janeiro (133,33), enquanto a intensidade média foi de 682,57. (Quadro 14), Fig. 15. Os animais positivos para a infeção por estrôngilos têm uma gama de EPG de 100-12600.

Quadro 14: Intensidade média da infeção por Strongyle nos caprinos em M.P.

Month	Intensity of Strongyle infections (EPG)			SEM
	Balaghat	Narsinghpur	Chhindwara	
Jul 11	845.71^{a}	488.89^{a}	866.67^{a}	36.82
Aug 11	2015.00^{c}	1241.18^{b}	1347.37^{b}	146.27
Sep 11	1576.92^{bc}	2372.50^{c}	1355.56^{b}	169.61
Oct 11	592.86^{a}	1071.05^{b}	596.55^{a}	82.27
Nov 11	665.22^{a}	432.26^{b}	546.43^{a}	80.73
Dec 11	541.03^{a}	284.00^{a}	343.24^{a}	42.96
Jan 12	364.29^{a}	192.86^{a}	133.33^{a}	35.18
Feb 12	340.00^{a}	200.00^{a}	271.43^{a}	49.95

Valores dentro de colunas com diferentes sobrescritos (a,b,c,) diferem significativamente ($P<0,05$)

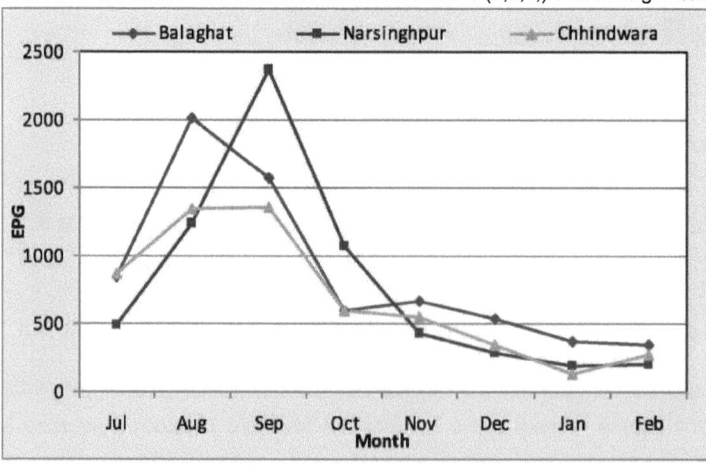

Fig. 15: Intensidade média da infeção por Strongyle nos caprinos em M.P.

b. Intensidade da infeção por anfistoma (EPG)

A intensidade mais elevada (EPG) dos anfistomos em Balaghat foi registada no mês de julho (600,00) e a mais baixa no mês de fevereiro (150,00). Em Narsinghpur, a intensidade mais elevada foi registada no mês de julho (612,50), enquanto em Chhindwara a intensidade mais elevada foi registada no mês de novembro (705,26) (quadro 15, figura 16).

Quadro 15: Intensidade média da infeção por anfistoma em caprinos na Polónia.

Month	Intensity of Amphistome infections (EPG)			SEM
	Balaghat	Narsinghpur	Chhindwara	
Jul 11	600.00	612.50	409.09	34.65
Aug 11	300.00	515.38	438.89	36.91
Sep 11	563.64	406.67	580.00	51.71
Oct 11	455.56	363.64	525.00	32.26
Nov 11	470.00	480.00	705.26	55.77
Dec 11	466.67	457.14	522.22	36.22
Jan 12	500.00	0.00	0.00	71.49
Feb 12	150.00	0.00	300.00	57.74

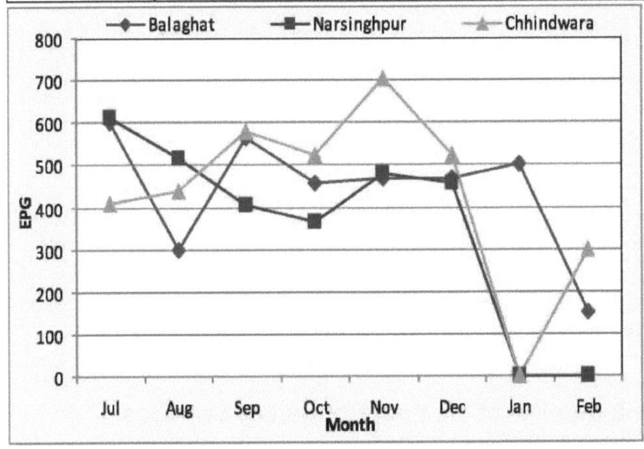

Fig. 16: Intensidade média da infeção por anfistoma em caprinos na Polónia.

c. Intensidade da infeção por coccidia (OPG)

A intensidade mais elevada de coccidia foi registada no mês de outubro (5814,29) e a mais baixa no mês de janeiro (518,92) e a média foi de 2453,19 no distrito de Balaghat.46) e a mais baixa (731,43) no mês de setembro, enquanto a média foi de 1170,47, ao passo que em Chhindwara a intensidade mais elevada foi registada no mês de setembro (6494,12) e a mais baixa (556,67) no mês de janeiro e a média foi de 2184,96 (Quadro 16, Fig. 17).

Quadro 16: Intensidade média da infeção por coccidia nos caprinos em M.P.

Month	Intensity of Coccidia Infection (OPG)			SEM
	Balaghat	Narsinghpur	Chhindwara	
Jul 11	1140.00^{a}	872.00^{a}	764.29^{a}	71.08
Aug 11	3221.05^{b}	2082.76^{bc}	5220.59^{b}	387.63
Sep 11	4246.67^{b}	731.43^{a}	6494.12^{b}	551.40
Oct 11	5814.29^{b}	2138.46^{c}	1528.13^{a}	232.74
Nov 11	2000.00^{ab}	923.68^{a}	597.14^{a}	191.58
Dec 11	1451.28^{a}	864.10^{a}	1000.00^{a}	150.46
Jan 12	518.92^{a}	966.67^{a}	556.67^{a}	96.38
Feb 12	1233.33^{a}	784.62^{a}	1318.75^{a}	102.62

Valores dentro de colunas com diferentes sobrescritos (a,b,c) diferem significativamente (P<0,05)

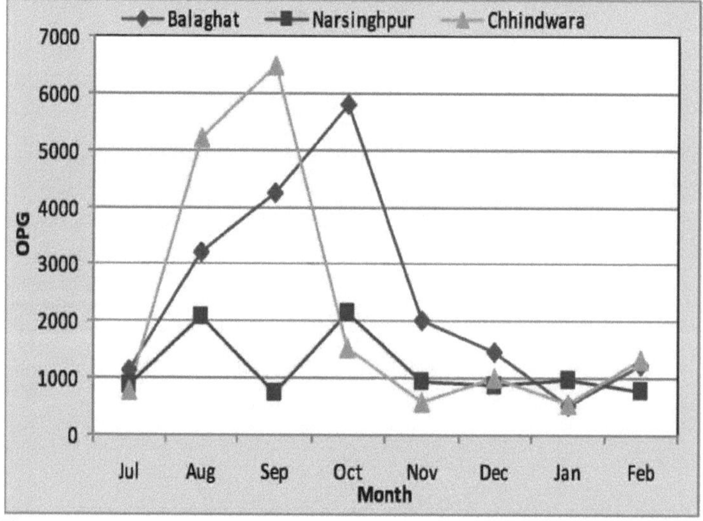

Fig . 17: Intensidade média da infeção por coccidia em caprinos em M.P.

C. Composição genérica das larvas de nemátodos em caprinos

A composição geral das larvas coprocultoras revelou que *Haemonchus* sp. foi o nematódeo predominante (60,88%), seguido por *Trichostrongylus* sp. (17,42%), *Oesophagostomum* sp. (10,13%), *Strongyloides* sp. (6,83%) e *Bunostomum*, ou seja, ancilóstomo (4,75%). A composição genérica média das larvas de nemátodos é apresentada no Quadro 17. Balaghat teve a incidência mais elevada de *Haemonchus* (61,63%) e *Strongyloides* (7,50%), Chhindwara de *Oesophagostomum* (10,50%) e *Bunostomum* (5,25%), enquanto Narsinghpur teve uma infeção predominante de *Trichostrongylus* (18,13%) (Fig. 18-22).

Quadro 17: Composição genérica média (%) das larvas de nemátodos em caprinos

District	*Haemonchus*	*Oesophagostomum*	*Bunostomum*	*Trichostrongylus*	*Strongyloides*
Balaghat	61.63	9.50	4.75	16.63	7.50
Narsinghpur	60.38	10.38	4.25	18.13	6.88
Chhindwara	60.63	10.50	5.25	17.50	6.13
Over all	**60.88**	**10.13**	**4.75**	**17.42**	**6.83**

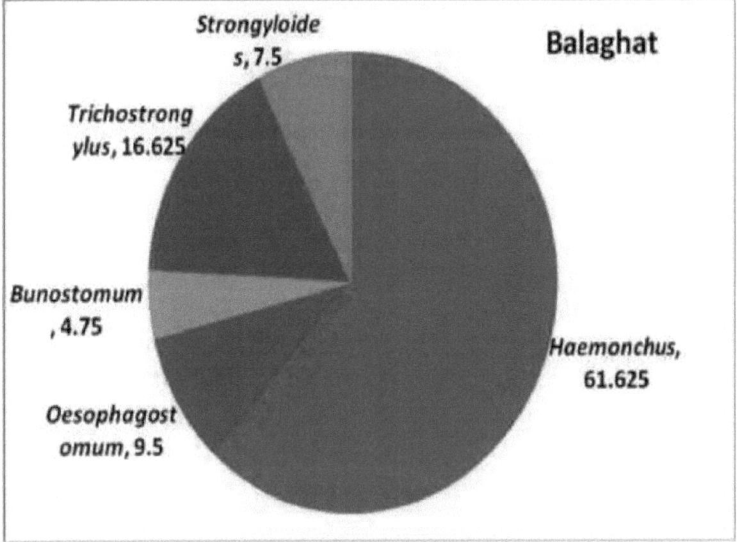

Fig. 18: Composição genérica média (%) de larvas de nemátodos em caprinos no distrito de Balaghat de M.P.

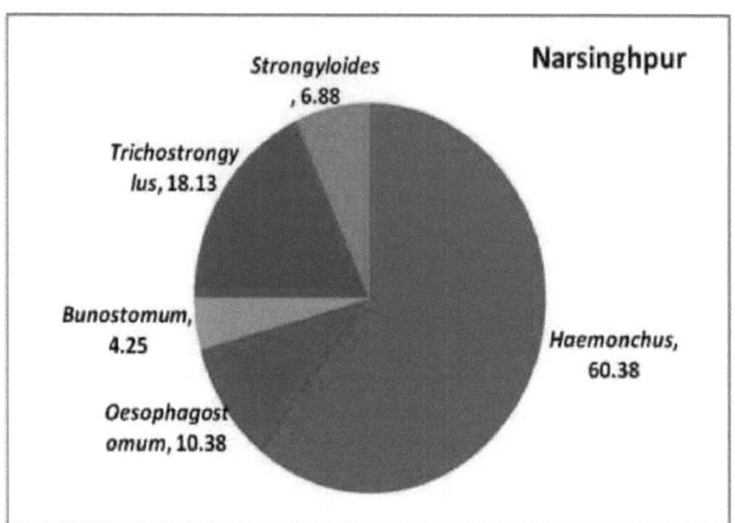

Fig. 19: Composição genérica média (%) de larvas de nemátodos em caprinos no distrito de Narsinghpur de M.P.

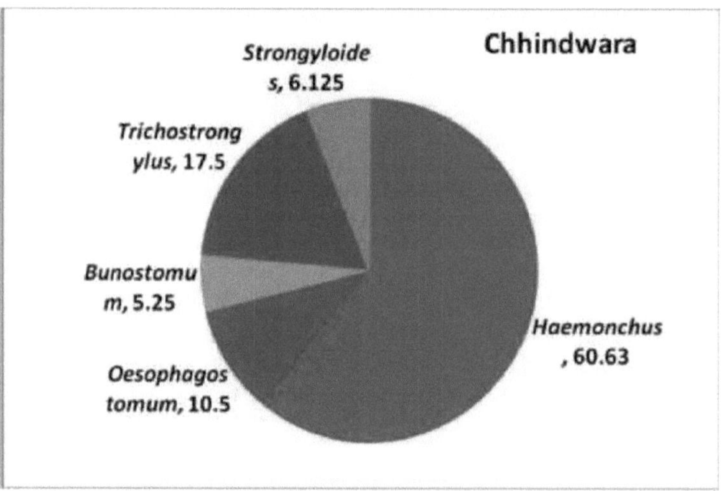

Fig. 20: Composição genérica média (%) das larvas de nemátodos em caprinos no distrito de Chhindwara de M.P.

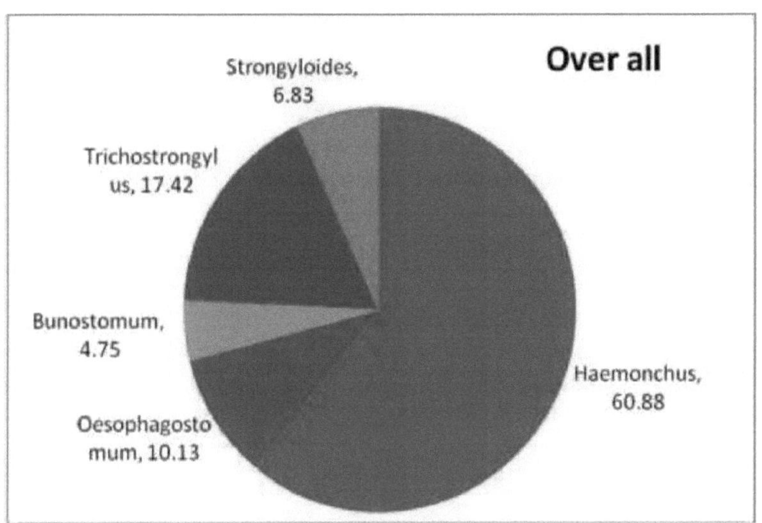

Fig. 21: Composição genérica média (%) de larvas de nemátodes em cabras de M.P.

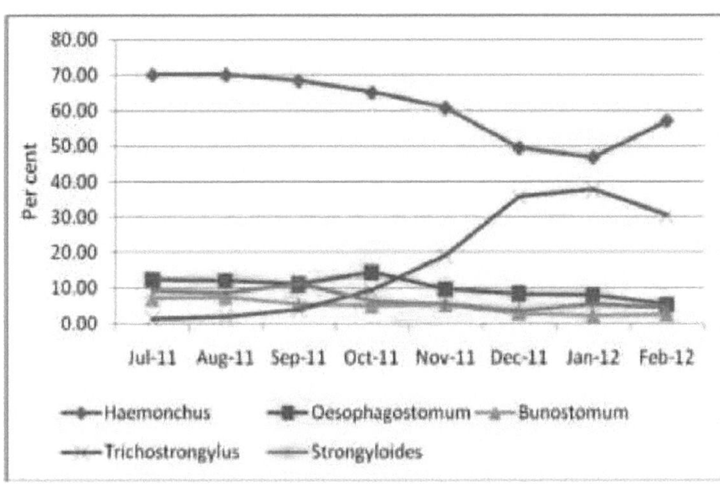

Fig. 22: Composição genérica média mensal (%) de larvas de nemátodos em caprinos de M.P.

D. Carga larvar da pastagem/herbácea (número/Kg MS) em diferentes distritos de M.P.

O padrão da carga larvar das pastagens na zona de pastagem mostrou que as larvas de nemátodos infecciosos foram encontradas na erva durante a monção (julho-setembro) e continuam a existir na erva, mas diminuem gradualmente. A larva mais elevada foi encontrada no mês de julho (1500) em Balaghat, em agosto em Narsinghpur (1750) e em Chhindwara (1964), enquanto a contagem mais baixa foi registada em fevereiro nos três distritos. (Quadro 18, Fig. 23).

Quadro 18: Carga larvar da pastagem/herbácea (número/Kg MS) em diferentes distritos de M.P.

Month	District			
	Balaghat	Narsinghpur	Chhindwara	Average
Jul-11	1500	1250	2056	1602
Aug-11	1275	1750	1964	1663
Sep-11	709	1000	882	864
Oct-11	259	1048	813	706
Nov-11	238	813	1118	723
Dec-11	122	313	417	284
Jan-12	541	563	329	477
Feb-12	295	250	236	260

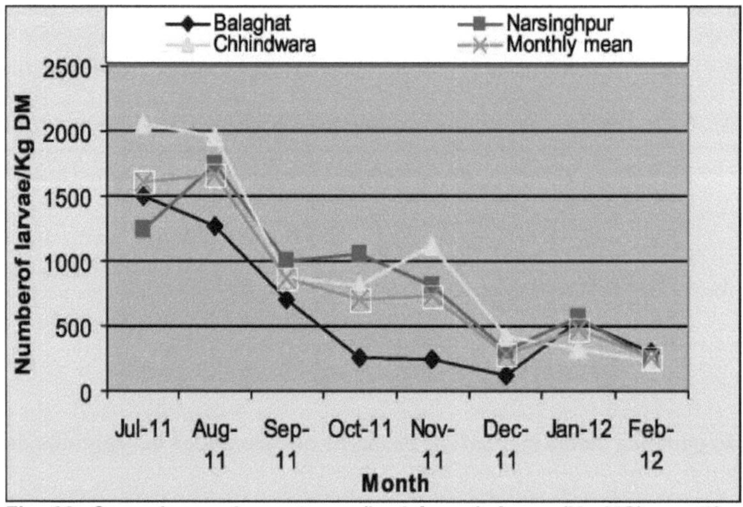

Fig. 23: Carga larvar da pastagem/herbácea (número/Kg MS) em diferentes distritos de M.P.

E. Carga de vermes post mortem da cabra

Nos abomasos e intestinos de 64 cabras examinadas, a carga média geral de vermes (nemaodes) observada foi de 233,56 e o EPG médio foi de 3338,89. Os diferentes vermes recuperados foram *Haemonchus* sp., *Trichostrongylus* sp., *Oesophagostomum* sp., *Strongyloides* sp., ancilóstomo e *Trichuris* sp. A média mais elevada de EPG foi registada no mês de setembro (9525), mas a carga média mais elevada de vermes foi observada durante o mês de agosto (703,50). A Tabela 19 apresenta os diferentes vermes registrados nos abomasos, S.L e L.L, juntamente com o EPG médio e a contagem média de vermes. Para além dos nemátodos acima referidos, foram também registados Amphistome, *Moniezia, Stilesia, Avitellina* e *Cystecercus taenicoulis.*

Quadro 19: Carga parasitária post mortem dos caprinos

Month	No. Exam	No. Positive	Mean EPG	No. of worms present			Mean worm count	Predominant species
				Abomasum	S.I.	L.I.		
July,11	8	8	6700.0	872	96	116	271.00	***Haemonchus,***
Aug,11	8	8	7100.0	2531	125	158	703.50	*Oesophagostomum,*
Sept,11	8	8	9525.0	471	597	196	316.00	*Trichostrongylus,*
Oct,11	8	8	5575.0	1223	533	159	478.75	*Strongyloides,*
Nov,11	8	8	625.0	380	227	166	193.25	and *Bunostomum*
Dec,11	8	8	450.0	129	298	104	132.75	
Jan,12	8	6	25.0	10	0	3	3.25	
Feb,12	8	2	50.0	14	0	0	3.50	
Over all	64	56	3338.89	5630	1876	902	233.56	

S.I. = Intestino delgado, L.I. = Intestino grosso

F. Dados meteorológicos

Os dados relativos à temperatura máxima média (T_{max}), temperatura mínima (Tmin), precipitação total mensal (TRF) e humidade relativa média (RH) foram obtidos do Centro Meteorológico Regional, Governo da Índia, Nagpur para o período de abril de 2011 a março de 2012 e foram apresentados na Tabela 20-22. A T média $mensal_{max}$ varia entre 23,6°C (janeiro) e 39,4°C (maio) e a T média $mensal_{min}$ varia entre 11,7°C (janeiro) e 23,8°C (maio) no distrito de Chhindwara. A precipitação total mensal (TRF) foi elevada durante a estação das chuvas, nos meses de junho a setembro, com a TRF mais elevada no mês de julho (396,6 mm). A humidade média foi mais elevada no mês de setembro (87,63) e mais baixa em maio (30,85) (Quadro 20).

Table 20: **Dados meteorológicos mensais médios do distrito de Chhindwara (11 de abril a 12 de março)**

Month	Temperature °C		RH	Rainfall (mm)
	Max.	Min.		
Apr-11	32.9	20.7	38.40	6.8
May-11	39.4	23.8	30.85	0.00
Jun-11	31.8	22.1	53.53	159.8
Jul-11	27.2	23.0	68.53	396.6
Aug-11	27.0	23.8	82.27	266.0
Sep-11	27.4	23.6	87.63	209.0
Oct-11	29.1	22.2	69.58	0.0
Nov-11	25.8	15.4	61.90	0.0
Dec-11	24.2	15.0	53.19	0.0
Jan 12	23.6	11.7	66.61	112
Feb-12	24.7	12.7	55.72	0.0
Mar-12	33.4	13. 7	43.90	0.0

No distrito de Balaghat, a média mensal de T_{max} varia entre 23°C (janeiro) e 40,1°C (maio). A T média $mensal_{min}$ varia entre 9,3°C (janeiro) e 23,8°C (junho). A precipitação total mensal (TRF) foi elevada durante a estação das chuvas nos meses de junho a setembro, com a TRF mais elevada no mês de agosto (403,3 mm). A humidade média foi mais elevada no mês de agosto (88,9) e mais baixa em maio (31,95) (Tabela 21).

Table 21: Dados meteorológicos mensais médios do distrito de Balaghat (11 de abril a 12 de março)

Month	Temperature °C		RH	Rainfall (mm)
	Max.	Min.		
Apr-11	35.3	20.1	40.16	64.9
May-11	40.1	24.7	31.95	29.9
Jun-11	33.8	23.8	71.55	179.9
Jul-11	32.7	24.0	84.64	297.3
Aug-11	32.1	23.7	88.90	403.3
Sep-11	28.8	21.7	84.20	112.4
Oct-11	28.0	22.0	68.11	16.6
Nov-11	25.1	21.2	65.60	0.0
Dec-11	24.4	21.0	64.08	0.0
Jan -12	23.0	9.3	72.08	79.9
Feb-12	27.4	10.7	56.90	6.4
Mar-12	33. 6	13. 7	43.90	0.0

A T média $mensal_{max}$ varia de 20°C (janeiro) a 41,64°C (maio) e a T média $mensal_{min}$ varia de 8,6°C (janeiro) a 24,4°C (maio). A TRF mais elevada foi registada no mês de julho (389 mm). A humidade média foi mais elevada no mês de setembro (79,38) e mais baixa em maio (43,06) (Tabela 22).

Table 22: **Dados meteorológicos mensais médios do distrito de Narsinghpur (11 de abril a 12 de março)**

Month	Temperature °C		RH	Rainfall (mm)
	Max.	Min.		
Apr11	35.4	19.5	44.18	2.0
May11	41.6	24.4	43.06	22.0
Jun-11	33.1	21.4	59.58	304.0
Jul-11	30.4	19.9	69.58	389.0
Aug11	30.3	19.1	67.38	244.0
Sep-11	29.2	18.6	79.38	120.0
Oct-11	30.0	16.0	66.79	0.0
Nov11	25.6	13.1	66.88	0.0
Dec11	22.5	9.0	74.40	0.0
Jan- 12	20.0	8.6	73.64	68.0
Feb-12	26.0	11.3	65.36	0.0
Mar-12	35.5	14.1	49.38	0.0

Bioclimatografia:

A epidemiologia dos parasitas em caprinos, em pastagem, e a sua complexa inter-relação com o clima foram estabelecidas através da preparação de bioclimatografias. Isto ajudará a prever o futuro e a visualizar o efeito da temperatura, da precipitação e da humidade relativa com condições favoráveis ao desenvolvimento e à sobrevivência de *Haemonchus contortus, Oesophagostomum* e *Trichostrongylus* sp. em que a precipitação total mensal foi representada pela temperatura máxima de cada mês para *Haemonchus contortus* e *Oesophagostomum.* Por outro lado, a HR (humidade relativa) média foi representada pela temperatura mínima média (T_{min}) de cada mês para *Trichostrongylus* sp. e os pontos resultantes foram unidos por uma curva fechada. Os limites das condições climáticas mais adequadas para a sobrevivência, desenvolvimento e disseminação dos estádios pré-infecciosos dos nemátodos gastrointestinais, indicados por linhas, foram sobrepostos a estes gráficos.

Os limites das condições climáticas adequadas, com base na literatura disponível, foram considerados como precipitação total mensal (TRF) igual ou superior a 50 com temperatura máxima média mensal (T_{max}) variando de 18 a 37°C para *H. contortus.* e 18-39 para

Oesophagostomum. A mesma precipitação com temperatura variando de 6 a 20°C para *Trichostrongylus* sp. A UR foi considerada > 50% para o desenvolvimento ótimo dos parasitas. O bioclimatograma para Madhya Pradesh está esgotado (Fig. 24-32). O bioclimatograma resultante foi comparado com a incidência e intensidade em tempo real dos nemátodos GI.

Fig. 24: Bioclimatografia em relação à epidemiologia de *Haemonchus* sp. no distrito de Balaghat de M.P.

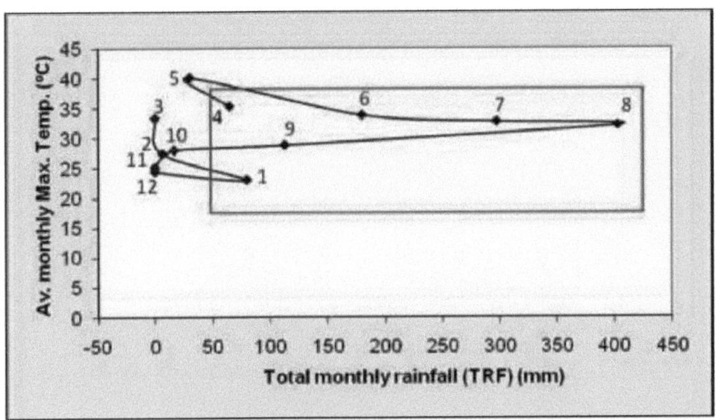

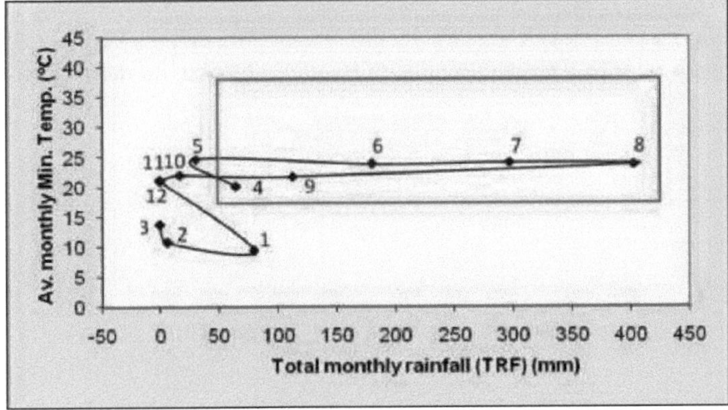

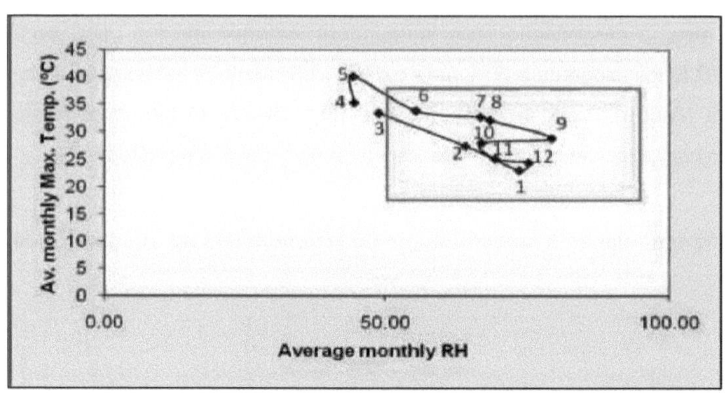

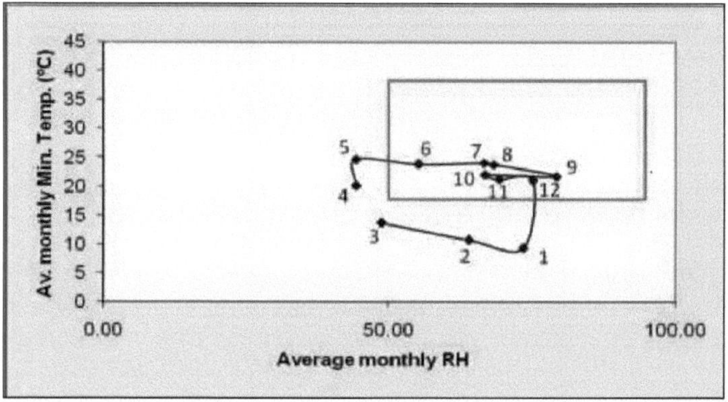

Fig. 25: Bioclimatografia em relação à epidemiologia de *Haemonchus* sp. no distrito de Narsinghpur de M.P.

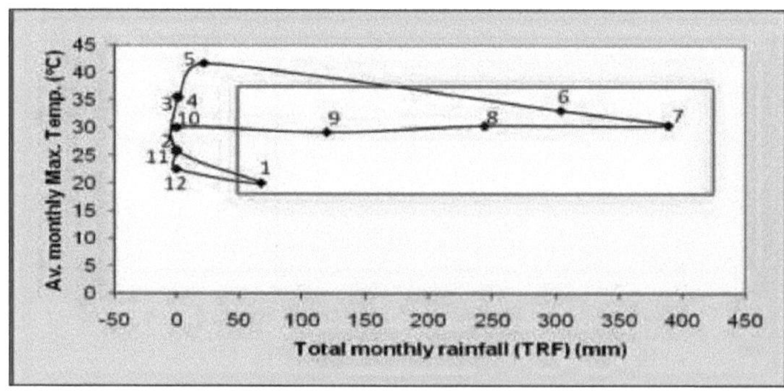

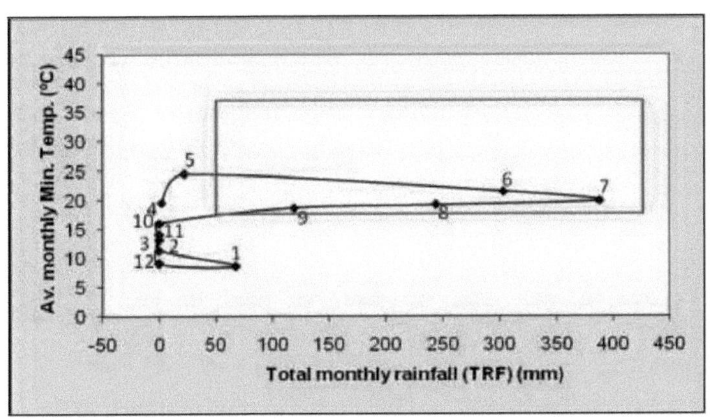
Av. monthly Min. Temp. (ºC)
Total monthly rainfall (TRF) (mm)

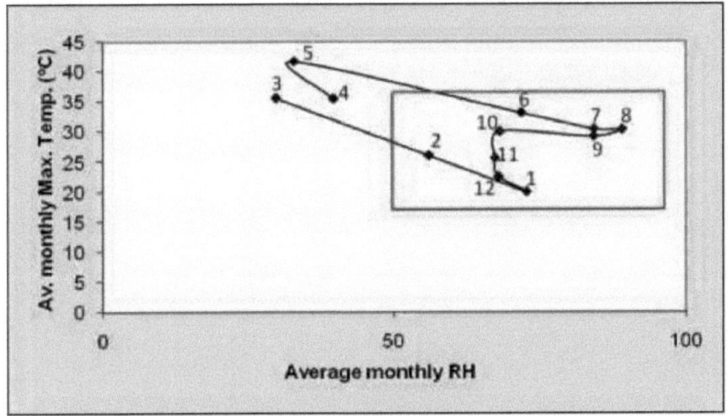
Av. monthly Max. Temp. (ºC)
Average monthly RH

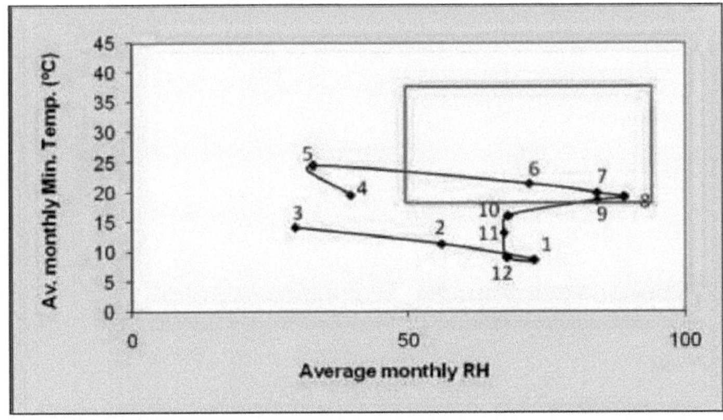
Av. monthly Min. Temp. (ºC)
Average monthly RH

Fig 26: Bioclimatografia em relação à epidemiologia de *Haemonchus* sp. no distrito de Chhindwara de M.P.

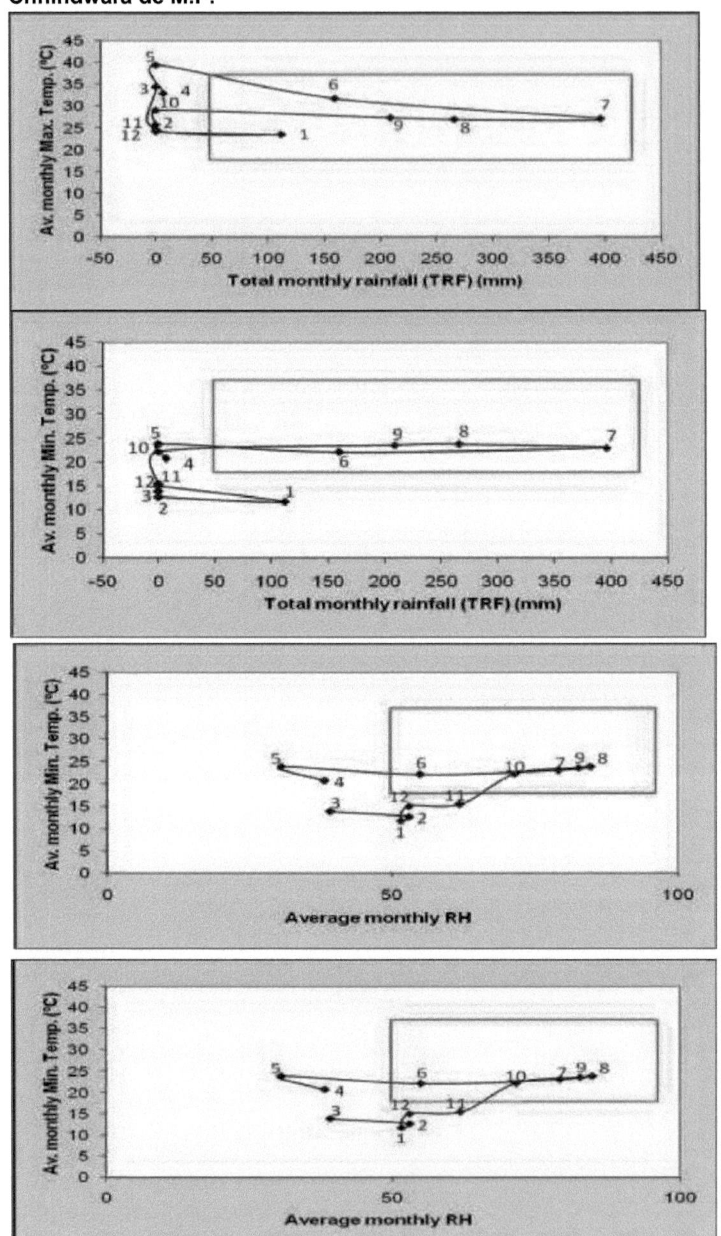

De acordo com a bioclimatografia, os meses adequados para a sobrevivência e o desenvolvimento das larvas *de Haemonchus* foram abril, junho a setembro e janeiro no distrito de Balaghat e junho a setembro e janeiro em Narsinghpur, distrito de Chhindwara, com base na temperatura máxima mensal média e na precipitação mensal total. No presente estudo, registou-se uma maior incidência e intensidade da infeção por Strongyle no mês de julho a outubro nos três distritos (quadro 23).

Table 23: Previsão comparativa e teste de diferentes bioclimatografias para *Haemonchus* sp. em caprinos.

District	Parameters of bioclimatograph	Favourable months as per bioclimatograph	Months of high prevalence	Months of high intensity
Balaghat	T_{max} v/s TRF	Apr, June - Sept, Jan	July-Oct	July - Oct
	T_{min} v/s TRF	Apr, June - Sept		
	T_{max} v/s RH	June - Feb		
	T_{min} v/s RH	June - Dec		
Narsinghpur	T_{max} v/s TRF	June - Sept, Jan	July-Oct	July - Oct
	T_{min} v/s TRF	June - Sept		
	T_{max} v/s RH	June - Feb		
	T_{min} v/s RH	June - Aug		
Chhindwara	T_{max} v/s TRF	June - Sept, Jan	July-Oct	July - Oct
	T_{min} v/s TRF	June - Sept		
	T_{max} v/s RH	June - Feb		
	T_{min} v/s RH	June - Oct		

Fig. 27: Bioclimatografia em relação à epidemiologia de *Trichostrongylus* sp. no distrito de Balaghat de M.P.

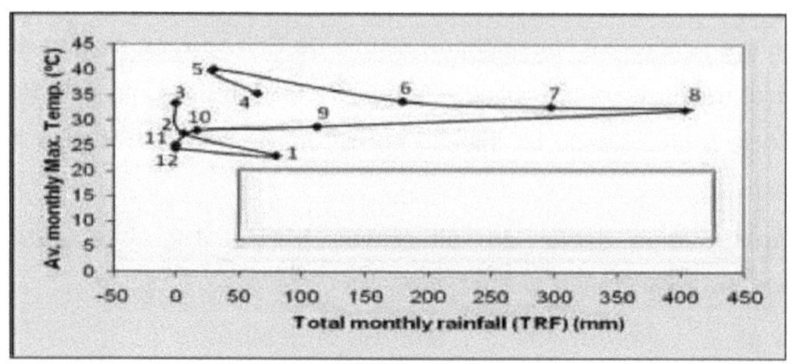

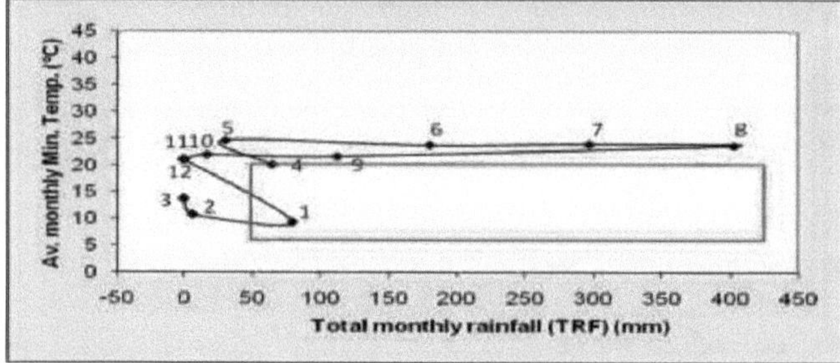

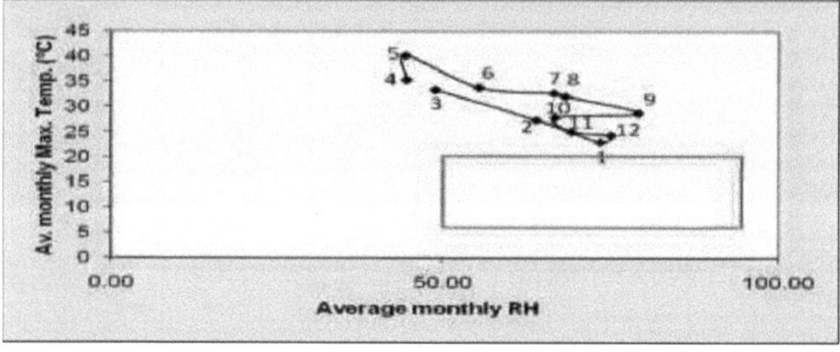

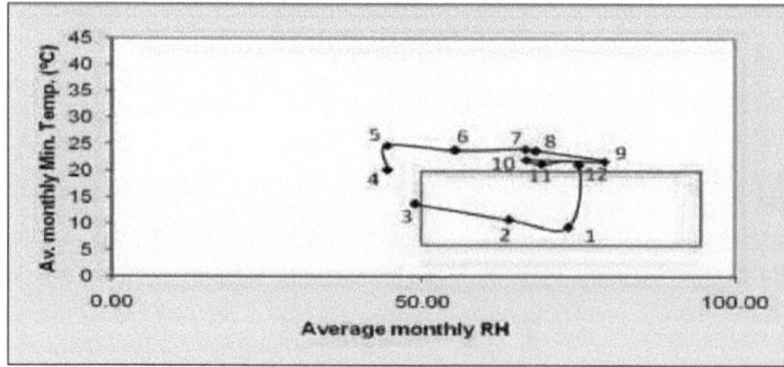

Fig 28: Bioclimatografia em relação à epidemiologia de *Trichostrongylus* sp. no distrito de Narsinghpur de M.P.

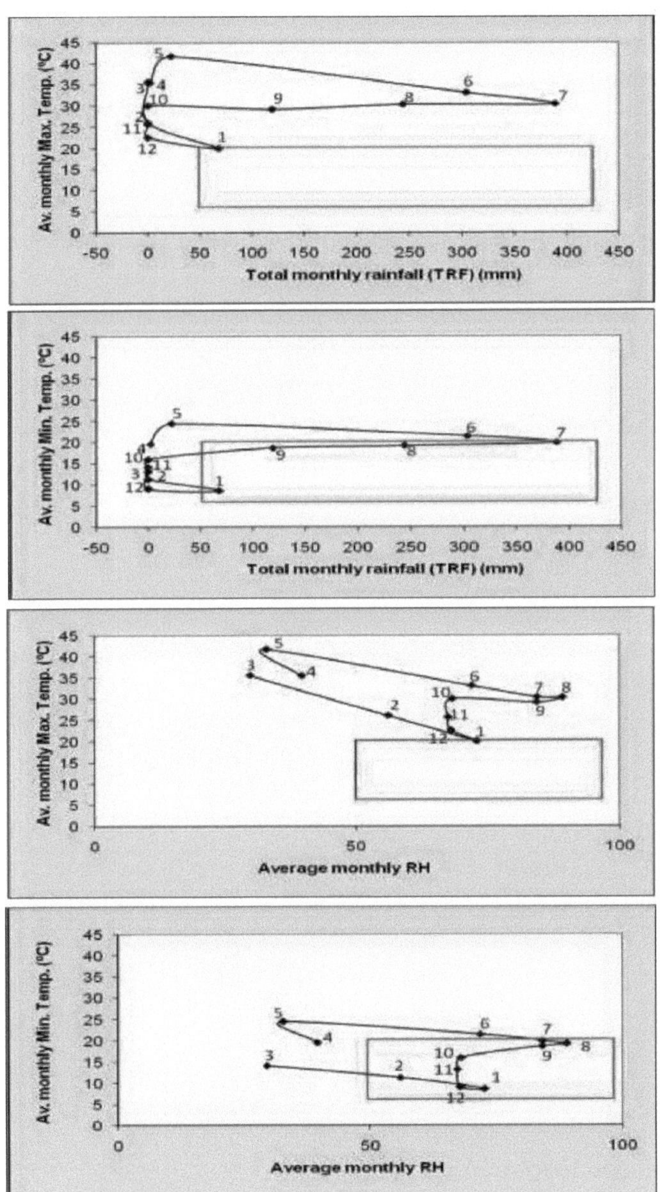

Fig 29: Bioclimatografia em relação à epidemiologia de *Trichostrongylus* sp. no distrito de Chhindwara de M.P.

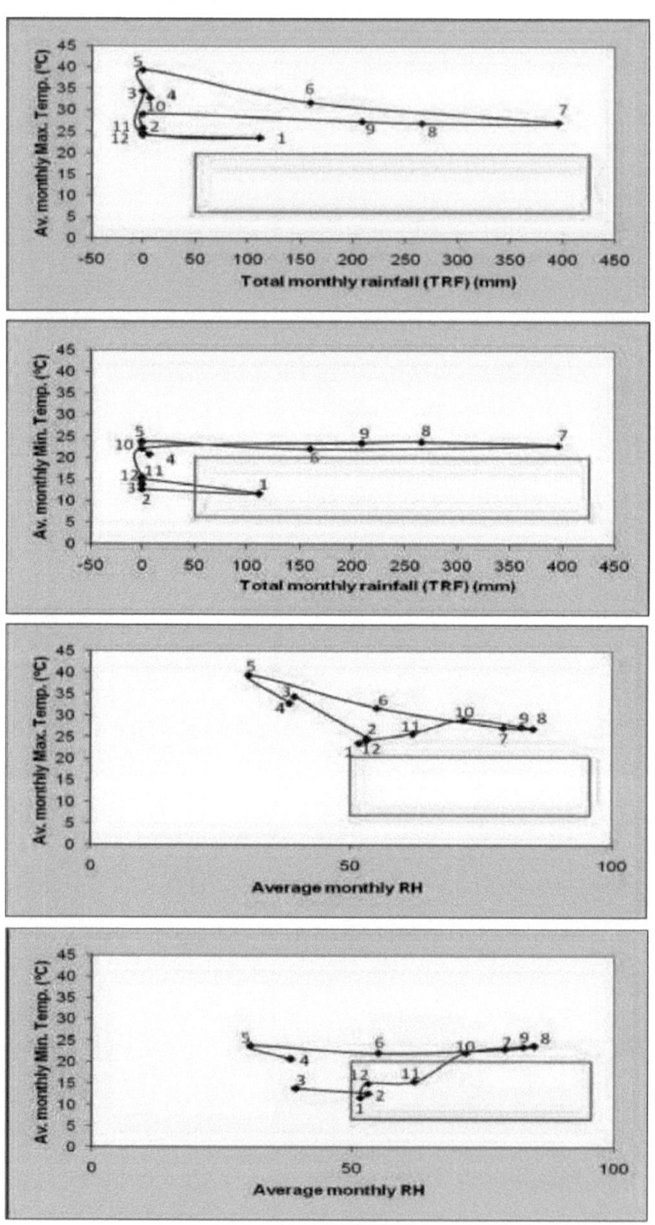

De acordo com a bioclimatografia, o período adequado para a sobrevivência e o desenvolvimento de larvas *de Trichostrongylus* no ambiente foi janeiro-fevereiro, outubro-fevereiro e novembro-fevereiro nos distritos de Balaghat, Narsinghpur e Chhindwara, respetivamente. A maior incidência de Trichostongylus nos animais foi registada no mês de novembro-fevereiro, nos três distritos (quadro 24).

Table 24: Previsão comparativa e teste de diferentes bioclimatografias para *Trichostrongylus* sp.em caprinos.

District	Parameters of bioclimatograph	Favourable months as per bioclimatograph	Months of high prevalence
Balaghat	T_{max} v/s TRF	Nil	Nov-Feb
	T_{min} v/s TRF	Jan	
	T_{max} v/s RH	Jan	
	T_{min} v/s RH	Jan-Feb	
Narsinghpur	T_{max} v/s TRF	Jan	Nov-Feb
	T_{min} v/s TRF	Aug-Sept, Jan	
	T_{max} v/s RH	Jan	
	T_{min} v/s RH	Oct-Feb	
Chhindwara	T_{max} v/s TRF	Nil	Nov-Feb
	T_{min} v/s TRF	Jan	
	T_{max} v/s RH	Nil	
	T_{min} v/s RH	Nov-Feb	

Fig. 30: Bioclimatografia em relação à epidemiologia de *Oesophagostomum* sp. no distrito de Balaghat de M.P.

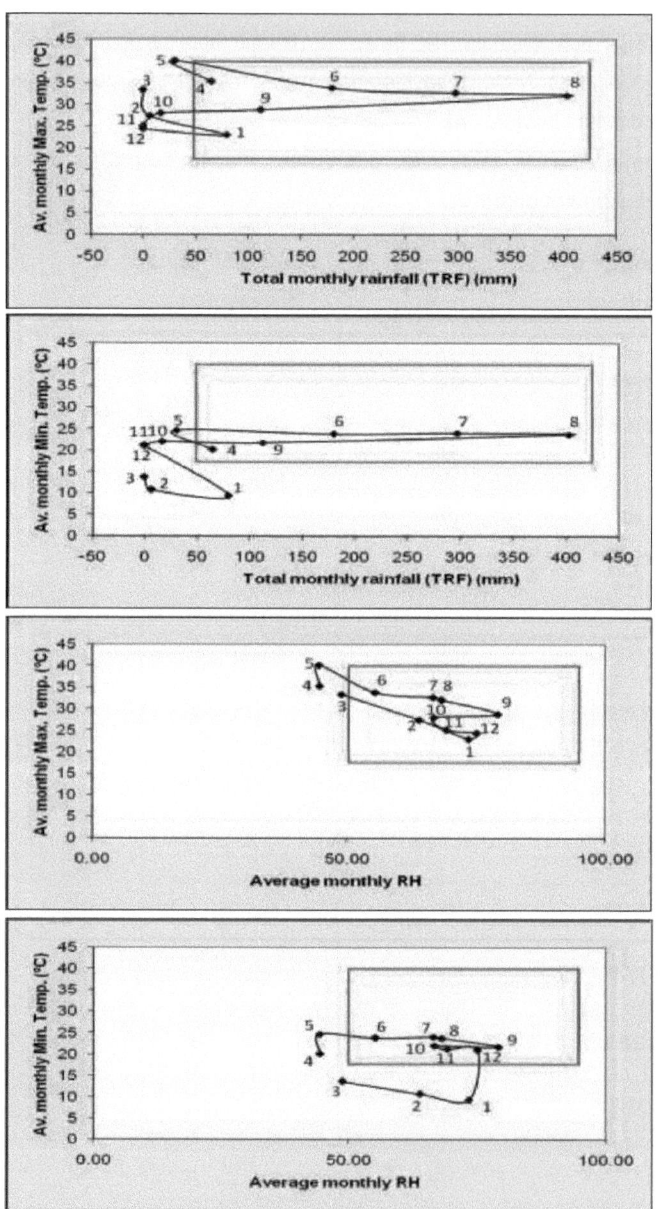

Fig 31: Bioclimatografia em relação à epidemiologia de *Oesophagostomum* sp. no distrito de Narsinghpur de M.P.

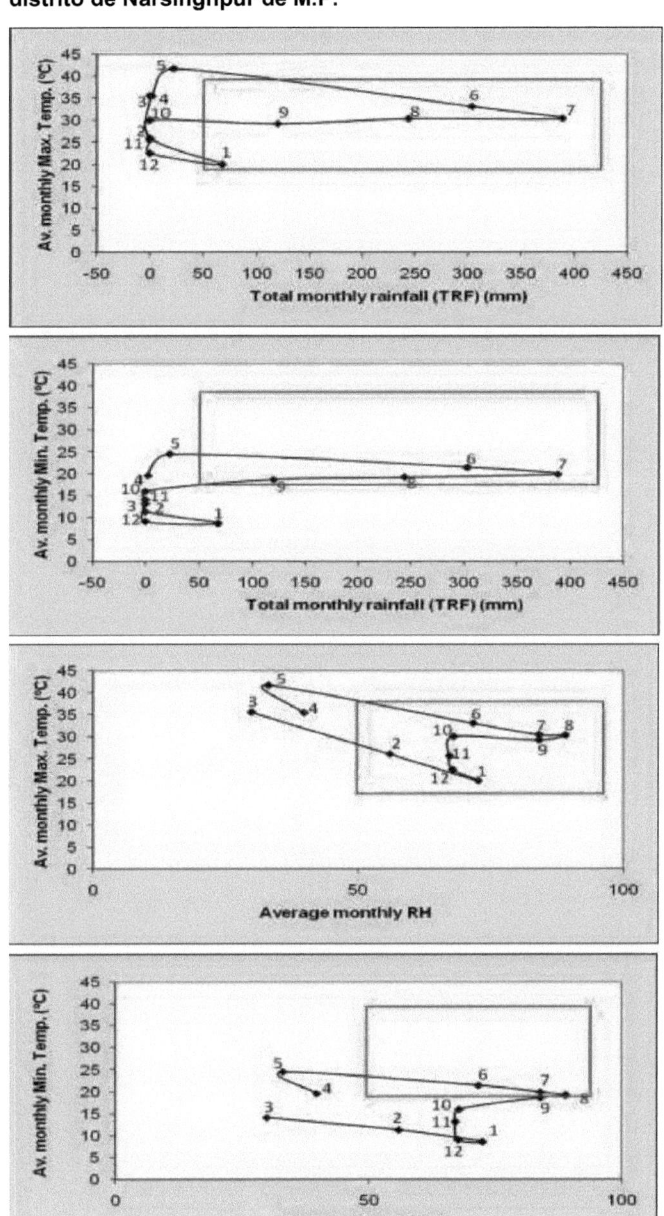

Fig 32: Bioclimatografia em relação à epidemiologia de *Oesophagostomum* sp. no distrito de Chhindwara de M.P.

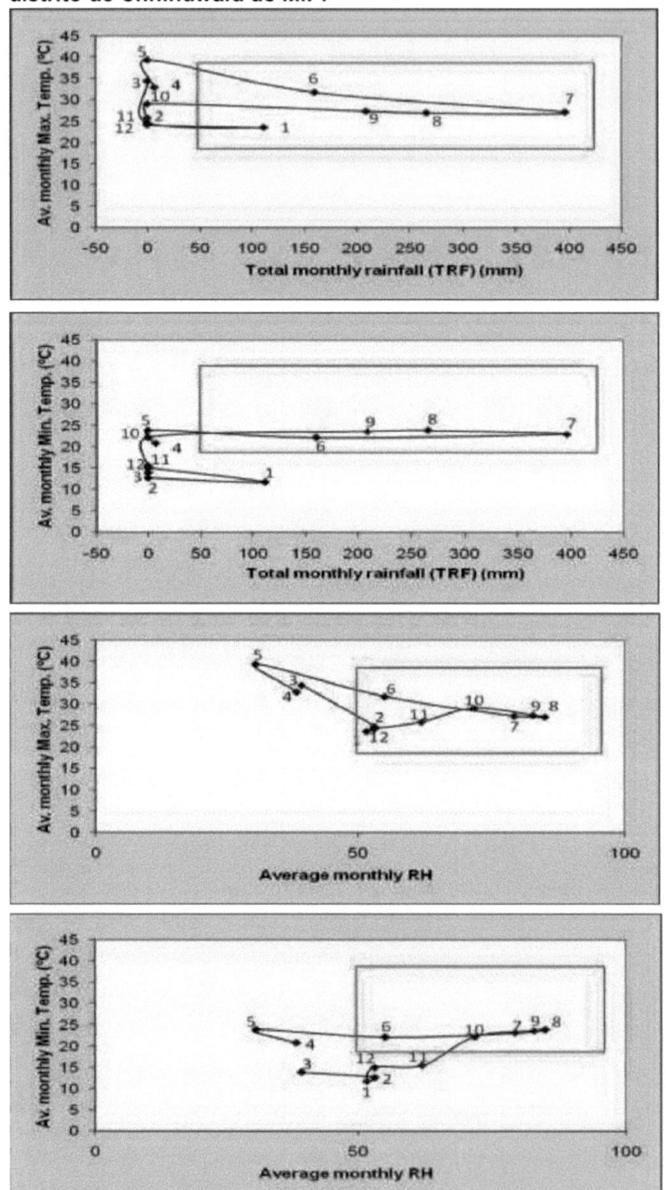

Os meses favoráveis para as larvas *de Oesophagostomum* foram abril-junho e janeiro no distrito de Balaghat, enquanto junho-setembro e janeiro nos distritos de Narsighpur e

Chhindwara. Registou-se uma maior incidência no mês de julho a outubro nos três distritos (quadro 25).

Table 25: Previsão comparativa e teste de diferentes bioclimatografias para *Oesophagostomum* sp. em caprinos.

District	Parameters of bioclimatograph	Favourable months as per bioclimatograph	Months of high prevalence
Balaghat	T_{max} v/s TRF	Apr, June - Sept, Jan	July -Oct
	T_{min} v/s TRF	Apr, June - Sept	
	T_{max} v/s RH	June - Feb	
	T_{min} v/s RH	June - Dec	
Narsinghpur	T_{max} v/s TRF	June - Sept, Jan	July -Oct
	T_{min} v/s TRF	June - Sept	
	T_{max} v/s RH	June - Feb	
	T_{min} v/s RH	June - Aug	
Chhindwara	T_{max} v/s TRF	June - Sept, Jan	July -Oct
	T_{min} v/s TRF	June - Sept	
	T_{max} v/s RH	June - Feb	
	T_{min} v/s RH	June - Oct	

CAPÍTULO 5

DISCUSSÃO

O parasitismo gastrointestinal dos caprinos é a principal causa de perdas económicas na indústria caprina. A ocorrência de doenças parasitárias está principalmente relacionada com as condições climatéricas prevalecentes na zona em causa. O presente estudo foi concebido para estudar a prevalência de infecções parasitárias gastrointestinais em caprinos de três distritos diferentes, Balaghat, Narsinghpur e Chhindwara, em Madhya Pradesh, em função da estação do ano, da idade e das condições climáticas. Um total de 960 amostras fecais de cabras foram examinadas de julho de 2011 a fevereiro de 2012, das quais 907 (94,48%) eram positivas para diferentes tipos de infecções parasitárias de GI. Maske *et al.* (1990) também relataram 88,23% de ocorrência de helmintos parasitas em cabras em Nagpur. Lalbiaknungi (2002) também registou uma prevalência de 90,05% de parasitismo gastrointestinal em caprinos de diferentes aldeias de Jabalpur. Pant *et al.* (2009) também registaram uma prevalência de 96% de infeção parasitária mista em ovinos e caprinos da região de Tarai, em Uttarakhand. Estas observações estão em boa sintonia com as anteriormente registadas por Jitendran (1997), Yadav *et al.* (2006), Bhat *et al.* (2007), Sonegaokar *et al.* (2007), Kaur e Kaur (2008), Pathak e Pal (2008) e Tambe *et al.* (2011).

A prevalência da infeção variou consoante o mês de estudo. A incidência mais baixa foi registada no mês de janeiro (88,33%) e a mais alta (99,17%) no mês de setembro, pelo que as cabras eram portadoras de parasitas. Isto tornou-se um perigo potencial para a propagação da infeção entre as cabras saudáveis. Isto mostra que os animais sofrem de infecções durante todo o ano. Os dados relativos à percentagem de infeção de acordo com a estação do ano*:* monção, pós-monção e inverno mostram que a prevalência máxima foi registada durante a monção e a mínima no inverno. No entanto, não foi efectuado qualquer estudo no mês de verão. Tripathi (1970) registou uma incidência elevada de helmintas parasitas em caprinos durante a monção em Uttar Pradesh Maske *et al.* (1990) registaram a maior infeção por helmintas em caprinos durante a estação das chuvas em Nagpur. No estudo de prevalência, a estação das monções, ou seja, de julho a setembro, parece ser mais propícia à prevalência da infeção do que as restantes estações do ano. A estação das monções é adequada para a sobrevivência, o desenvolvimento e a disseminação de larvas de nemátodos nas pastagens, o que conduz a uma infeção mais elevada nos animais que pastam nas pastagens, como as cabras. Estes resultados contrastam com os descritos por Manna *et al.* (1994), segundo os quais a infeção por helmintas em caprinos ocorre mais durante o verão do que no resto da estação em Bengala Ocidental, enquanto Sahay *et al.* (1996) referiram a maior incidência em caprinos durante o inverno em Bengala Ocidental. A causa provável da variação na prevalência da infeção pode ser a variação geográfica e ambiental na região oriental.

A incidência de infeção parasitária em cabras registada nos distritos de Balaghat, Narsinghpur e Chhindwara foi de 93,75, 97,81 e 91,88 por cento, respetivamente. A incidência mais elevada foi registada no distrito de Narsinghpur, que pertence à zona agro-climática VI, ou seja, Vale do Narmada Central, e a mais baixa em Chhindwara, que pertence à zona agro-climática IX, ou seja, Planícies de Satapura. A variação distrital deve-se principalmente às condições agro-climáticas da área de estudo.

Em relação à idade, a infeção em cabritos e cabras adultas foi registada em 96,25 e 93,89 por cento, respetivamente. O aumento da incidência da infeção nos cabritos corrobora as conclusões de Talukdar (1996) e Pundlikrao (2009), que afirmaram que a infeção parasitária gastrointestinal era maior nos jovens do que nos mais velhos em Assam e Nagpur, respetivamente. A maior prevalência de infeção nos cabritos pode ser atribuída à suscetibilidade à infeção. A menor prevalência de infeção em cabras adultas pode ser atribuída à resistência do organismo, uma vez que estas podem ter desenvolvido imunidade devido a infecções naturais repetidas.

Os estrôngilos foram os helmintas mais predominantes, com 69,27%, ocupando o segundo lugar geral durante o curso do estudo. A incidência sazonal global mais elevada (93,89%) foi registada durante a monção, enquanto a incidência mais baixa foi (41,39%) na estação do inverno. Estas observações estão em boa sintonia com as anteriormente registadas por Talukdar (1996) de Assam (Índia), Faizal *et al.* (1999) do Sri Lanka, Jitendran (1997) de Himachal Pradesh, Meshram *et al.* (2007) de Maharashtra, Pathak e Pal (2008) de Chhattisgarh, Singh e Swarnkar (2010) de Rajasthan. Pelo contrário, Talukdar (1996) registou a maior incidência de estrôngilos durante o verão em Assam. Este período é indicado por chuvas intensas e humidade elevada nos estados orientais da Índia. Do mesmo modo, a contagem mais elevada de ovos de estrongilídeos fecais também foi registada no Sri Lanka (Faizal *et al.*, 1999). A incidência da infeção por estrôngilos foi ligeiramente mais elevada nos cabritos (69,58%) do que nos adultos (69,17%). Shirale *et al.* (2001) observaram uma incidência mais elevada em crianças do que em adultos em Nagpur (Índia). Do mesmo modo, Faizal e Rajapakse (2001) também observaram uma maior incidência e carga de ovos em crianças nas zonas secas do Sri Lanka. Coincidentemente, ambos os estudos supracitados foram efectuados em zonas relativamente secas, em comparação com a zona escolhida para o presente estudo. As observações gerais sobre a idade relacionadas com o presente estudo indicaram que não havia grande diferença entre crianças e adultos. No entanto, alguns trabalhadores registaram uma prevalência mais elevada nos adultos do que nas crianças

(Anene *et al.*, 1994 e Talukdar, 1996). As larvas de Strongyle recuperadas em coprocultura foram identificadas ao nível dos géneros a que pertenciam. A prevalência de *Haemonchus* foi a mais predominante, seguida de *Trichostrongylus* sp., *Oesophagostomum* sp., *Strongyloides* sp. e *Bunostomum* sp. A infeção por nemátodos gastrointestinais foi observada durante o presente estudo, embora o nível de infeção em crianças e adultos fosse diferente. Observações semelhantes foram registadas por Yadav (2000) em Pantnagar e Nginyi *et al.* (2001) no Quénia, sugerindo que o ambiente tropical húmido é favorável ao desenvolvimento de várias espécies de nemátodos do género *Strongyle, nomeadamente Haemonchus contortus, Trichostrongylus* sp. A predominância de estrôngilos, tal como observada no presente estudo, corresponde bem às observações de Yadav (2000), que também indicou que a gravidade da infeção é influenciada em grande medida pelas condições climatéricas. Os parâmetros climáticos propuseram-se desempenhar um papel importante no desenvolvimento e sobrevivência dos estádios pré-parasitários nas pastagens. A predominância colectiva de *Haemonchus* sp. em coprocultura no presente estudo está de acordo com os resultados de Anene *et al.* (1994), Parihar *et al.* (1996) e Faizal *et al.* (1999).

Os presentes resultados estão bem correlacionados com os de Fritsche *et al.* (1993), que também registaram uma maior infeção por *Strongyloides* na estação das monções. A prevalência sazonal mais elevada na estação das monções no presente estudo justifica-se pelo facto de os animais nesta região serem mantidos confinados a pequenos estábulos durante a noite numa casa com chão lamacento que proporcionava condições favoráveis ao desenvolvimento em grande número e à transmissão de larvas infecciosas (Urquhart *et al.* 1996). A incidência atual foi quase idêntica em crianças e adultos. Estas observações estão de acordo com as registadas por Fritsche *etal.* (1993) da Gâmbia e Singh *etal.* (1999), Lalbiaknungi (2002), Yadav *et al.* (2006), Kaur e Kaur (2009), Akhter *et al* (2011).

Observações semelhantes sobre *Trichuris*, que indicam uma taxa de infeção baixa (3,86%), registadas em Bikaner, Rajasthan (Parihar *et al., 1996),* Tamil Nadu (Thilakan *et al., 2000),* Lalbiaknungi (2002) de M.P., estão de acordo com as registadas no presente estudo. A flutuação sazonal aparente observada no presente estudo, indicando a maior incidência sazonal global e significativamente elevada na monção, foi bem apoiada pela observação de Anene *et al.* (1994). Bandyopadhyay (1999) documentou que a taxa de infeção era baixa nos adultos em comparação com as crianças. Esta observação não foi concordante com o presente estudo.

Durante o curso do estudo realizado por um período de 8 meses, foi registada uma incidência (22,71%) de anfistomas. A incidência sazonal foi mais elevada na estação da monção, seguida da pós-monção e do inverno. As raças de cabras que foram objeto do presente estudo eram não descritas, mantidas em regime de pastoreio extensivo e, por conseguinte, mais resistentes do que as raças puras e cruzadas. Fritsche *et al.* (1993) também registaram observações semelhantes. No entanto, trabalhadores de Bareilly (Prasad e Verma 1999), Pantnagar (Yadav, 2000) e Maharastra (Tamloorkar *etal., 2001)* registaram a incidência de anfístomos ao longo de todo o ano, com um pico de incidência de anfístomos durante a estação das chuvas. No entanto, Bedarkar *et al.* (2000) registaram uma incidência mais elevada de anfistomas em cabritos do que em cabras adultas nas zonas secas da região de Marathawada, em Maharastra. É prática geral nas aldeias que os cabritos com menos de seis meses de idade não sejam autorizados a pastar perto de zonas florestais juntamente com animais adultos. Tendo menos oportunidades de exposição à infeção do campo, especialmente em idades mais jovens, as crianças, por conseguinte, apresentaram uma incidência mais baixa, o que pode explicar esta discrepância, tal como refletido nas observações do presente estudo.

Entre todos os parasitas registados nos três distritos de Madhya Pradesh, *a Fasciola* em caprinos apresentou uma incidência mais baixa (1,77%) durante o estudo. A infeção registou a sua presença na estação pós-monção. Estas conclusões estão em consonância com as observações anteriores de Dakshinkar (1982), de Nagpur, que referiu um pico de infeção *por Fasciola* durante a estação das chuvas, e de Bhatia *et al.* (1989), que referiu a existência de infeção ao longo de todo o ano, com dois picos mais elevados, o primeiro em setembro e outubro e o segundo em janeiro e fevereiro. As variações no cenário climático, como também foi indicado na zona do Tarai (Bhatia *et al., 1989),* podem ser responsáveis por variações na sua taxa de incidência. Ratnaparkhi (1991) também observou a maior incidência de *Fasciola* em dezembro, durante o inverno, em Parbhani, Maharastra. É de notar que as cabras podem não ser abatidas no mesmo sítio a que pertencem. O transporte para outros locais por falta de procura, especialmente nas grandes cidades, pode dar sinais errados sobre os seus padrões epidemiológicos em função das estações do ano ou de outros factores. No entanto, estes dois estudos foram efectuados em zonas relativamente quentes e secas. Entre os três distritos diferentes, a incidência foi, no entanto, aparentemente mais elevada em Narsighpur do que em Balaghat e Chhindwara. A predominância da infeção por *Fasciola* em Narsinghpur pode ser justificada pelos mesmos motivos que já foram expressos para a infeção por anfistomos, outra infeção parasitária transmitida por caracóis encontrada no presente estudo.

A incidência global de *Schistosoma* em caprinos foi registada em 2,29%, o que foi semelhante aos resultados de Agrawal *et al.* (2004), que registaram uma incidência global de 0,06 a 9,03% em M.P.

A incidência global mais elevada (7,19%) de *Moniezia* foi registada no distrito de

Narsinghpur. Embora a incidência sazonal global tenha sido mais elevada durante a estação das monções (4,17%). A incidência mais elevada (6,67%) foi registada apenas no mês de julho, durante a estação das monções. Estas observações estão bem correlacionadas com os resultados de Fritsche *et al.* (1993) que indicaram que as cabras guineenses (cabras anãs da África Ocidental) na Gâmbia tinham uma carga de vermes significativamente mais baixa (3,02%) e eram menos frequentemente infectadas por ténias sem qualquer flutuação sazonal. Anene *et al.* (1994) também registaram uma baixa incidência em cabras anãs da África Ocidental na Nigéria. Observações semelhantes foram também documentadas por Talukdar (1996) em Assam, reflectindo que as ténias prevaleciam durante todo o ano sem qualquer efeito sazonal. Pelo contrário, Anene *etal.* (1994) relataram que a incidência de *Moniezia* era maior na estação seca do que na estação húmida. No presente estudo, a ocorrência acentuada e a incidência global significativamente elevada no mês de julho, durante a estação das monções, pode ser atribuída à presença de ácaros nas pastagens durante a estação das monções, que podem transmitir a infeção às cabras. Uma vez que o período pré-patente é de cerca de 37-40 dias (Soulsby, 1982), os ovos de *Moniezia* aparecem nas fezes das cabras no final da estação pré-monção e podem apresentar uma maior incidência durante a estação das monções. Em termos de grupo, a incidência global mais elevada foi registada nos cabritos, em comparação com os adultos. Os resultados das investigações distritais indicaram que as cabras de Narsinghpur apresentavam a taxa de infeção mais elevada na estação das monções, em comparação com as pertencentes a outros distritos. No entanto, a taxa de infeção foi significativamente mais elevada nos cabritos de Narsinghpur no mês de julho, durante a estação das monções. Os resultados sugerem que um pasto relativamente mais seco em Narsinghpur pode proporcionar condições favoráveis para que os ácaros sobrevivam durante mais tempo e, por conseguinte, pode explicar a maior incidência observada de infeção por *Moniezia* nos cabritos pertencentes a este distrito, em comparação com os outros sob investigação.

O resultado da presente investigação indicou que, de todos os parasitas gastrointestinais registados em caprinos, os coccídios ocupavam o primeiro lugar, apresentando a taxa de infeção mais elevada (82,40%). A incidência sazonal foi mais elevada no inverno. A carga de oocistos foi significativamente elevada durante a estação das monções, seguida da estação pós-monção. Lloyd e Soulsby (1978), Penzhorn *et al.* (1994), Parihar *et al.* (1996) também observaram uma incidência elevada de Coccidia e, por conseguinte, estão de acordo com o observado no presente estudo. Os resultados anteriores sobre a contagem mais elevada de oocistos e a incidência de infeção por Coccidia durante a estação das chuvas, tal como relatado em Udaipur (Sharma, 1984) e na zona seca do Sri Lanka (Faizal e Rajapakse, 2001), estão em concordância essencial com os registados no presente estudo. Sharma (1984),

Borgsteede e Dercksen (1996) referem que a incidência é mais elevada nos cabritos do que nos adultos.

Este facto levou a inferir que as práticas de maneio adoptadas para os adultos são comparativamente melhores, o que confere resistência a estes animais e, por conseguinte, pode explicar a sua menor incidência. É de esperar uma taxa de infeção igualmente elevada nos cabritos e nos adultos, uma vez que ambos pastam juntos na mesma pastagem e são alojados juntos em condições semelhantes, pelo que têm a mesma oportunidade de apanhar a infeção. A menor prevalência de infeção nos cabritos adultos pode ser atribuída à resistência do organismo, uma vez que podem ter desenvolvido imunidade devido a infecções naturais repetidas. A incidência global foi elevada em Narsinghpur, sobretudo durante outubro-novembro e dezembro-fevereiro, enquanto foi mais baixa em julho-agosto, durante a estação das monções. A incidência foi quase elevada em todos os três distritos, mas as crianças em Balaghat e Chhindwara apresentaram uma contagem de oocistos significativamente elevada em comparação com os adultos. Este facto reflecte a falta de conhecimentos sobre a infeção, bem como as condições não higiénicas em que os animais eram mantidos. A incidência de coccídeos durante todo o período de estudo era esperada e também justificada, uma vez que, em condições naturais, a exposição repetida leva a que os animais adquiram imunidade na devida altura. No entanto, a infeção inicial pode produzir um número máximo de oócistos e, à medida que a imunidade sobrevém, a produção de oócistos é reduzida de forma considerável (Soulsby, 1982). Esta imunidade raramente é absoluta e o animal apanha frequentemente a infeção de forma contínua, permanecendo assim uma fonte de infeção para os animais jovens (Levine, 1985).

A carga larvar das pastagens na zona de pastagem mostrou que foram encontradas larvas de nemátodos infecciosos durante todo o período de estudo, mas registou-se um número mais elevado durante a estação das monções (julho-setembro). Singh *et al.* (1997) também referiram que a carga larvar das pastagens estava disponível durante a estação das monções. Al- Shaibani *et al.* (2008) referiram que o pico de infecciosidade das pastagens ocorre em agosto e diminui para um nível inferior em janeiro. No nosso estudo, o pico de infecciosidade nas pastagens foi mais elevado em julho, em Balaghat, e em agosto, em Narsinghpur e Chinawara, diminuindo em fevereiro. Por conseguinte, o nosso estudo está de acordo com Al- Shaibani *et al.* (2008). Pelo contrário, Theodoropolous *et al.* (2000) referiram a acumulação de agentes infecciosos nas pastagens durante o outono e o início do inverno, coincidindo com humidade adequada e temperaturas amenas, mas o seu estudo limitou-se a uma zona temperada. Concluiu-se que o período de julho a outubro parece ser mais favorável para os parasitas gastrointestinais comuns como *Haemonchus contortus* e *Oesophagostomum na região.*

Das 64 vísceras de cabras recolhidas no matadouro de Jabalpur, 56 eram positivas para a infeção por helmintas durante o período de estudo (julho a fevereiro). A carga média de vermes registada foi de 233,56 e a contagem mais elevada de vermes (3372) foi registada no mês de agosto e a mais baixa no mês de fevereiro. O EPG médio foi de 3339, sendo que o EPG médio mais elevado foi registado no mês de setembro (9525) e o mais baixo no mês de janeiro (25). Os parasitas nemátodes predominantes recodificados foram *Haemonchus, Bunostomum, Oesophagostomum, Strongyloides, Trichostrongylus* e *Trichuris.* Lone *et al.* (2012) também registaram *Haemonchus, Trichostrongylus, Strongyloides, Trichuris* e Oesophagostomum como nemátodos prevalecentes em pequenos ruminantes. A observação no presente correlacionou-se bem com as registadas por Sahoo *et al.* (1996) e Lone *et al.* (2012). Os nemátodos encontrados nos abomasos foram *Haemonchus contortus* e *Trichistrongylus colubriformis.* A carga média geral de nematódeos nos abomasos foi de 88. A maior carga de nematódeos nos abomasos foi (1432) no mês de agosto e a menor (2,5) no mês de janeiro. A carga média destes nemátodos registada por Sali (1969) foi de 178 e Moghe (1945) foi de 150. A carga mais elevada registada por Endrejat (1964) foi de 2500 contra 1592 no presente estudo. As conclusões de Moghe (1945), Sali (1969) e Endrejat (1964) estão mais ou menos de acordo com o presente estudo. Os nemátodos encontrados no intestino delgado foram *Trichostrongylus colubriformis, Strongyloides papilosus* e *Bunostomum trigonocephalum.* O nemátodo esteve presente no intestino delgado de julho de 2011 a dezembro de 2011, mas não se registou nenhum verme nos meses de janeiro e fevereiro. A carga mais elevada foi (503) no mês de setembro. O nemátodo encontrado no intestino grosso foi *o Trichuris* sp. A carga mais elevada foi de (481) no mês de outubro e a mais baixa de (3) em fevereiro.

O presente estudo revelou que a carga média de vermes foi mais elevada na monção (julho a agosto) e mínima no inverno (janeiro a

fevereiro). *Haemonchus* foi a espécie predominante, seguida por *Oesophagostomum, Trichostrogylus, Strongyloides* e *Bunostomum.* Resultados semelhantes foram registados por Patel *et al.* (1991) em Anand e Sultan *et al.* (2010) no Egito.

As bioclimatografias explicam a distribuição no espaço e no tempo das larvas de nemátodos nas pastagens e representam a tentativa de utilizar observações climáticas para explicar caraterísticas importantes da epidemiologia das doenças helmínticas. Para avaliar a utilidade das bioclimatografias na previsão do período favorável para a translocação de *H. contortus*, foram preparadas bioclimatografias com base nos dados climáticos e representadas nas Figuras 24 a 26. Com base no bioclimatograma, utilizando dados relativos ao período de 2000 a 2008, o período em que as condições climáticas eram adequadas para o desenvolvimento, a sobrevivência e a disseminação das fases exógenas de *H. contortus* era de abril, junho a setembro e janeiro no distrito de Balaghat, junho a setembro e janeiro nos distritos de Narsinghpur e Chhindwara. A previsão baseada no bioclimatógrafo preparado estava parcialmente de acordo com as observações em tempo real feitas para a incidência e intensidade de *H. contortus* em caprinos, bem como para a tradução e disponibilidade de estádios exógenos no pasto nos três distritos de M.P. No entanto, houve pequenas variações entre as respostas previstas e observadas quando comparadas com a incidência em tempo real. Inicialmente, foram utilizados climatógrafos para observar o efeito da temperatura e da precipitação no desenvolvimento e na sobrevivência da suprapopulação de parasitas (Gordon 1948), em que a precipitação total foi traçada contra a temperatura máxima mensal média do mês e os pontos resultantes foram unidos por uma curva fechada. Nestes gráficos, Gordon sobrepôs linhas que indicavam os limites das condições climáticas mais favoráveis para os estádios de vida livre de diferentes nemátodos e, em seguida, comparou as bioclimatografias resultantes com a incidência conhecida de parasitas em diferentes localidades. Estes resultados forneceram informações valiosas para a previsão do padrão geral de parasitismo a encontrar na localidade em questão. Em anos anteriores, estes foram a parte do estudo da epidemiologia dos nemátodos dos ruminantes na Austrália (Gordon 1950, Forsyth 1953, Puller 1953), Canadá (Cameron 1956) e nos EUA (Levine 1959). Os trabalhadores australianos consideraram que uma precipitação mensal total de 50 mm ou mais, juntamente com uma temperatura máxima mensal média superior a 18,3 °C, proporcionava condições óptimas para a transmissão do *H. contortus* dos ovinos. A fase exógena do ciclo de vida é composta por dois processos: (i) desenvolvimento de larvas infecciosas e (ii) sobrevivência das larvas infecciosas. As condições ambientais que favorecem um processo podem não favorecer o outro. A temperatura e a humidade influenciam predominantemente as fases de vida livre dos vermes do estrôngilo, desempenhando os efeitos das condições de pastagem um papel modulador significativo (O' Conner *et al.* 2006). Dinaburg (1944 a, b) estudou o efeito do clima no desenvolvimento de larvas de nemátodos de ruminantes e observou que nenhum ovo *de Haemonchus contortus* se desenvolvia até à fase L3 quando a temperatura máxima média mensal era inferior a 18,3°C, independentemente da precipitação, mas que à temperatura máxima média entre 18,9-28,9°C, o número de larvas recuperadas variava com a quantidade de precipitação. Kates (1950) observou o padrão de sobrevivência de larvas de parasitas de ovinos em pastagens sob várias condições climáticas e definiu (i) sobrevivência óptima como a sobrevivência de muitas larvas durante 2 ou mais meses durante a estação de pastoreio ou durante o inverno, (ii) sobrevivência intermédia como a sobrevivência de muitas larvas durante mais de um mês mas menos de 2 meses durante a estação de pastoreio e (iii) sobrevivência mínima ou nula como a sobrevivência de poucas ou nenhumas larvas após exposição de um mês ou menos durante a estação de pastoreio ou durante o inverno. Em geral, o verão fresco e o inverno frio parecem favorecer a sobrevivência das larvas (Dimander 1999). As temperaturas frias são geralmente limitadoras do desenvolvimento, independentemente da disponibilidade de humidade, e a interação entre humidade e temperatura torna-se cada vez mais importante à medida que prevalecem as condições mais quentes (Berbigier *et al.* 1990). Em climas quentes, os verões são a estação crítica para a translação das larvas (Nielsen *et al.* 2007). As larvas *de Haemonchus* são mais resistentes e a sua sobrevivência óptima requer tempo quente e húmido (verão com temperatura máxima elevada e precipitação adequada), a sobrevivência intermédia ocorre em tempo fresco e húmido (primavera com temperatura moderada e precipitação adequada) e a sobrevivência mínima ou nula ocorre em tempo quente e seco (verão com temperatura elevada e baixa precipitação ou seca), em tempo fresco e seco (primavera com temperatura moderada e baixa precipitação) ou durante o inverno. A manipulação única da taxa de evaporação e da taxa de precipitação proporcionou uma nova perspetiva sobre a eficácia interactiva destes dois factores determinantes da disponibilidade de humidade no sucesso do desenvolvimento de *H. contortus* em vida livre (O' Conner *et al.* 2008). Uma vez atingida a fase infecciosa, as influências da temperatura e da humidade na sobrevivência são menos importantes, resultando em tempos de sobrevivência consideráveis em condições letais para as fases pré-infecciosas. O processo de desenvolvimento em vida livre é frequentemente expresso como o tempo necessário para que os ovos recentemente depositados atinjam a fase de larva infecciosa. O sistema de pastoreio, juntamente com a taxa de sucesso do desenvolvimento, é utilizado para prever o momento e a extensão da infecciosidade da pastagem e, por conseguinte, fornece informações valiosas para as estratégias de pastoreio e desparasitação. As bioclimatografias sofrem de uma série de deficiências. Baseiam-se em condições médias durante um período de anos e, uma vez que o clima pode variar consideravelmente de ano para ano, não podem ser utilizadas para prever a situação num único ano. Além disso, não são tidos em conta outros factores climáticos que podem afetar a sobrevivência das larvas nas pastagens. Borthakur e Das (2005) prepararam uma bioclimatografia de Guwathati para *Haemonchus* sp. para prever a Haemonchose no gado e referiram que, para fazer uma bioclimatografia adequada, é necessário ter em conta um estudo pormenorizado do tipo de solo, vegetação, drenagem, irrigação, etc., para além da temperatura ambiente e da precipitação durante um período de 3-5 anos (Soulsby, 1982). Assim, a integração do clima e da biologia do parasita sob a forma de bioclimatografia pode reforçar a nossa caixa de ferramentas na luta contra a ameaça causada pelos parasitas gastrointestinais.

Durante o ano de 2011-2012, a média mensal de T_{max} variou entre 23,6°C (janeiro) e 39,4°C (maio) no distrito de Chhindwara (Tabela 17). A média mensal de T_m varia entre 11,7°C (janeiro) e 23,8°C em maio e agosto. A precipitação total mensal (TRF) foi elevada durante a estação chuvosa nos meses de junho a setembro, com a TRF mais elevada no mês de julho (396,6 mm). A humidade média foi mais elevada no mês de setembro (87,63) e mais baixa em maio (30,85).

Durante o ano de 2011-2012, a média mensal de T_{max} variou de 23°C (janeiro) a 40,1 °C (maio) no distrito de Balaghat (Tabela 18). A média mensal de T_m varia entre 9,3°C (janeiro) e 23,8°C em junho. A precipitação total mensal (TRF) foi elevada durante a estação chuvosa nos meses de junho a setembro, com a TRF mais elevada no mês de agosto (403,3 mm). A humidade média foi mais elevada no mês de agosto (88,9) e mais baixa em maio (31,95).

A média mensal de T_{ma} x varia de 20°C (janeiro) a 41,64°C (maio) no distrito de Narsinghpur (Tabela 19). A média mensal de T_m in varia de 8,6°C (janeiro) a 24,4°C (maio). A precipitação total mensal (TRF) foi elevada durante a estação das chuvas nos meses de junho a setembro, com a TRF mais elevada no mês de julho (389 mm). A humidade média foi mais elevada no mês de setembro (79,38) e mais baixa em maio (43,06).

CAPÍTULO 6

RESUMO, CONCLUSÃO E SUGESTÕES PARA TRABALHOS FUTUROS

6.1 RESUMO

De julho de 2011 a fevereiro de 2012, foram realizados estudos epidemiológicos sobre os parasitas gastrointestinais em cabras não descritas, pertencentes a três distritos diferentes, nomeadamente Balaghat, Narsinghpur e Chhindwara de Madhya Pradesh, com pastagens topograficamente diferentes. Um total de 960 amostras fecais, constituídas por 320 amostras de cada distrito e pertencentes a dois grupos etários de cabras: adultas e jovens (com menos de seis meses de idade), foram analisadas através de técnicas qualitativas e quantitativas durante o estudo. As amostras fecais positivas de estrôngilos de cabritos e de adultos foram agrupadas separadamente, por distrito, e sujeitas a coprocultura. As larvas de estrôngilo foram identificadas até ao nível dos géneros a que pertenciam.

No presente estudo, foram documentados oito tipos diferentes de parasitas gastrointestinais. Estes foram classificados de acordo com o seu nível individual de predominância na incidência. Estes foram listados como: Coccidia (82,40%), Strongyle (69,27%), Amphistomes (22,71%), *Strongyloides* (9,17%), *Trichuris* (3,86%), *Moneizia* (3,02%), *Schistosoma* (2,29%) e *Fasciola* (1,77%).

Os estrôngilos foram os helmintas mais predominantes, com 69,27%, ocupando o segundo lugar geral durante o curso do estudo. A incidência sazonal global mais elevada (93,89%) foi registada durante a monção, enquanto a incidência mais baixa foi (41,39%) no inverno. Entre os grupos de cabras, a incidência global mais elevada (86,39%) foi registada nos cabritos, enquanto a incidência mais baixa (83,89%) foi registada nos adultos. Entre os distritos, a incidência mais elevada (97,81%) foi registada em Narsinghpur e a mais baixa (91,88%) em Chhindwara. Em termos mensais, a taxa percentual de infeção foi registada nos meses de setembro e outubro em Narsinghpur, enquanto em Chhindwara foi registada no mês de setembro. O exame de coprocultura revelou cinco géneros idênticos de estrôngilos: *Haemonchus, Trichostrongylus, Oesophagostomum, Strongyloides* e *Bunostomum. O Haemonchus* foi o género que predominou na população larvar.

Esta categoria de parasitas apresentou a incidência global (9,17%). A incidência sazonal mais elevada (15,28%) foi registada na estação das monções, enquanto a incidência sazonal mais baixa (3,61%) foi registada na estação do inverno. Entre os grupos etários, a incidência mais elevada (8,15%) foi registada nos adultos. Todos os grupos de cabras de

Narsinghpur registaram a incidência mais elevada em comparação com outras aldeias. Em termos mensais, a incidência global mais elevada foi registada no mês de setembro (22,50%) e a mais baixa em janeiro (0,83%).

Com uma incidência global (3,86%), a infeção por *Trichuris* ocupou o quinto lugar entre os parasitas registados em caprinos. A incidência sazonal mais elevada (6,94%) foi registada na monção, enquanto a incidência sazonal mais baixa (1,67%) foi registada no inverno. Entre os grupos etários, a incidência foi mais elevada (4,44%) nos cabritos. Entre as aldeias, a taxa global de infeção mais elevada (5,63%) foi observada em Narsinghpur.

Com uma incidência global de 22,71%, a infeção por Amphistomes ocupou o terceiro lugar entre todos os parasitas das cabras nos três distritos de M.P. Foi registada em todas as estações do ano, com uma incidência mais elevada (33,61%) na estação das monções. Entre as aldeias, a taxa de infeção mais elevada (25,94%) foi observada em Chhindwara. Por outro lado, a mais baixa foi registada em Narsinghpur (20,94%). A taxa de incidência foi globalmente mais elevada (22,31%) nas crianças.

Na oitava posição entre todos os parasitas em investigação, *a Fasciola* representou a menor incidência (1,77%) de parasitas durante o curso do estudo. A infeção esteve ausente durante a estação do inverno. A incidência sazonal mais elevada (3,33%) foi registada na estação das monções. Entre os grupos, a incidência mais elevada (2,78%) foi registada em crianças. A incidência mais baixa (1,85%) registou-se nos adultos. A taxa de incidência foi mais elevada (2,81%) em Narsinghpur e a mais baixa em Chhindwara (0,94%).

A Moniezia foi o único cestode encontrado durante o estudo. Ocupou o sexto lugar entre os parasitas registados nos caprinos. A taxa global de infeção foi de (3,02%). A incidência sazonal foi mais elevada (4,17%) na estação das monções, enquanto a mais baixa foi (2,08%) na pós-monção. Entre os grupos, as crianças apresentaram a incidência mais elevada (6,11%). Entre as aldeias, a incidência mais elevada (7,19%) foi observada em Narsinghpur, enquanto não se registou em Chhindwara.

Em sétimo lugar entre todos os parasitas investigados, *o Schistosoma* representou a incidência (2,29%) de parasitas durante o curso do estudo. A incidência sazonal foi mais elevada (3,75%) na estação pós-monção e ausente na estação de inverno. Entre os grupos, os adultos apresentaram a incidência mais elevada (2,31%). Entre as aldeias, a incidência mais elevada (3,75%) foi observada em Narsinghpur.

A infeção parasitária mais comum encontrada durante o estudo foi a coccidiana, que ocupou o primeiro lugar. Por conseguinte, a incidência global foi de (82,40%). A incidência

(93,33%) foi mais elevada na época de inverno. Entre os grupos, a taxa de incidência mais elevada (67,22%) foi observada nas crianças. Entre as aldeias, a taxa de infeção mais elevada (88,44%) foi registada em Narsinghpur.

Haemonchus foi a larva de nemátodo mais predominante com 60,88% no total durante o curso do estudo, seguida por *Trichostrongylus* 17,42%, *Oesophagostomum* 10,13%, *Strongyloides* 6,83% e a menor foi *Bunostomum* 4,75%.

A incidência global mais elevada da carga larvar das pastagens foi registada no distrito de Chhindwara (2056) e a menor em Balaghat (1500). Entre os meses, a incidência mais elevada em Chhindwara e Balaghat (2056 e 1500) foi registada em julho, enquanto em Narsinghpur (1750) foi registada em agosto.

O EPG médio mais elevado (9525) foi encontrado no mês de setembro, enquanto o EPG médio mais baixo (25,0) foi encontrado no mês de janeiro. A maior contagem média de vermes (703,50) foi encontrada no mês de agosto, enquanto a menor contagem média de vermes (3,25) foi encontrada no mês de janeiro. Entre os nemátodes, *Haemonchus* foi a espécie predominante, seguida por *Oesophagostomum, Trichostrongylus, Strongyloides* e *Bunostomum.* Entre os cestóides, foram encontrados *Moneizia, Stilesia* e *Avitelllina*. Também foram encontrados Amphistome e *Trichuris.*

Os meses de alta prevalência e alta intensidade para *Haemonchus* sp. foram julho-outubro nos três distritos. Os meses de alta prevalência *de Trichostrongylus* sp. foram de novembro a fevereiro nos três distritos. Os meses de alta prevalência de *Oesophagostomum* sp. foram de julho a outubro em todos os distritos.

Durante o ano de 2011-2012, a média mensal de Tmax varia entre 23°C (janeiro) e 40,10C (maio) no distrito de Balaghat (Tabela 22). A média mensal de Tmin varia de 9,3°C (janeiro) a 23,8°C em junho. A precipitação total mensal (TRF) foi elevada durante a estação das chuvas nos meses de junho a setembro, com a TRF mais elevada no mês de agosto (403,3 mm). A humidade média foi mais elevada no mês de agosto (88,9) e mais baixa em maio (31,95).

A média mensal de T_{max} varia de 20°C (janeiro) a 41,64°C (maio) no distrito de Narsinghpur (Tabela 23). A média mensal de T_{min} varia entre 8,6°C (janeiro) e 24,4°C (maio). A precipitação total mensal (TRF) foi elevada durante a estação das chuvas nos meses de junho a setembro, com a TRF mais elevada no mês de julho (389 mm). A humidade média foi mais elevada no mês de setembro (79,38) e mais baixa em maio (43,06).

Durante o ano de 2011-2012, a média mensal de T_{ma} x varia entre 23,6°C (janeiro) e 39,4°C (maio) no distrito de Chhindwara (Tabela 21). A média mensal de T j_{mn} varia de 11,7°C (janeiro) a 23,8°C em maio e agosto. A precipitação total mensal (TRF) foi elevada durante a estação chuvosa nos meses de junho a setembro, com a TRF mais elevada no mês de julho (396,6 mm). A humidade média foi mais elevada no mês de setembro (87,63) e mais baixa em maio (30,85).

6. 2Conclusão

-A incidência geral de parasitas foi de 93,75, 97,81 e 91,88 por cento nos distritos de Balaghat, Narsinghpur e Chhindwara, respetivamente, mas não houve variação significativa.

-A incidência de infeção por Strongyle foi mais elevada na estação das monções (julho-outubro) e mais baixa no inverno (janeiro-fevereiro), enquanto a incidência de coccidiose foi mais elevada na estação do inverno.

-A incidência de parasitismo foi ligeiramente superior nos cabritos em comparação com os cabritos adultos, exceto a infeção por trematódeos.

Embora a incidência da infeção por Strongyle tenha sido registada durante todo o período de estudo, registou-se uma maior intensidade na estação das monções.

-Entre os nemátodos GI, *Haemonchus* foi a espécie predominante, seguida de *Trichostrongylus, Oesophagostomum, Strongyloides* e *Bunostomunm.*

-A carga larvar da pastagem durante todo o período de estudo, mas o número mais elevado foi registado no mês de julho-agosto e depois diminui gradualmente.

-O bioclimatogarfo pode ser preparado para cada distrito e utilizado eficazmente para a previsão da incidência da infeção pelo nemátodo da glândula.

6.3 Sugestões para trabalhos futuros

Na perspetiva dos resultados inferidos no presente estudo, são defendidas as seguintes sugestões para as futuras tentativas de realização de trabalhos neste domínio:

1. A bioclimatografia pode ser preparada para todas as zonas agro-climáticas de Madhya Pradesh utilizando dados climatológicos dos últimos 10 anos.

2. Com base nos dados epidemiológicos gerados, deve ser avaliado o tratamento anti-helmíntico estratégico.

3. As perdas económicas devidas aos parasitas gastrointestinais em Madhya Pradesh devem ser estudadas.

4. Deve ser efectuada uma cartografia distrital de parasitas gastrointestinais importantes em Madhya Pradesh.

5. Monitorização da resistência anti-helmíntica em sistemas agrícolas organizados/não organizados e teste de anti-helmínticos à base de plantas como estratégias alternativas de controlo de vermes.

6. Desenvolvimento de um modelo de previsão e predição (FROGIN) para a infeção por helmintos em Madhya Pradesh.

REFERÊNCIAS

Abdulhakim, Y. e M. Addis (2012). Um estudo de matadouro sobre a prevalência de fasciolose em bovinos, ovinos e caprinos na cidade de Debre Zeit, Etiópia Global Veterinaria 8 (3): 308-314.

Agrawal, M. C., S. Vohra, S. Gupta e K. P. Singh (2004). Prevalência de infecções helmínticas em animais domésticos em Madhya Pradesh. J. Vet. Parasitol., **18** (2): 147-149.

Akhter, N., A G Arijo, MS Phulan, Z Iqbal e KB Mirbahar, 2011. Prevalência de nemátodos gastrointestinais em caprinos em Hyderabad e áreas adjacentes. *Pak. Vet. J.,* 31(10): 30.

AL- Shaibani, R. M., M. S. Phulan, A. Arijo e T. A. Qureshi (2008). Epidemiologia dos nemátodos gastrointestinais dos ovinos no distrito de Hyderabad, Paquistão. *Pak. Vet. J.,* **28** (3): 125-130.

Anene, B. M., E. O. Onyekwodiri, A. B. Chime e S. M. Anika (1994).Gastrointestinal parasites of sheep and goats of Southeastern Nigeria. *Small Rumin. Res.,* **13:** 187-192.

Ashok Kumar, M., M. Elaiyaraja, N. Sunder e T. Anna (2001). Spicies spectrum of Eimeria in goats of Namakkal area, Tamil Nadu. *J. Vet. Parasitol,* **15:** 39-41.

Asif, M., S. Azeem, S. Asif, e S. Nazir (2008). Prevalence of Gastrointestinal Parasites of Sheep and Goats in and around Rawalpindi and Islamabad, Pakistan. *J. Vet. Anim. Sci.,* **1:** 14-17.

Bal, M. S., V. Mahajan, S. Verma, Alka e S. Sharma (2007). Surtos de gastroenterite parasitária em ovinos e caprinos. *J. Vet. Parasitol.,* **21** (1): 93-95.

Bandhyopadhyay, B. (1999). Infecções parasitárias gastrointestinais de ovinos e caprinos em Salboni, Bengala Ocidental. *J. Vet. Parasitol,* 13: 79-80.

Banerjee, P. S. e M. C. Agrawal (1992). Epizootiological studies of bovine on fluke infections with special reference to Schistosomiasis. *Indian Vet. J.,* **69:** 215-220.

Bano, S., e N. Sultana (2003). Prevalência de fasciolíase em caprinos em Kanpur. J. Parasitic Diseases. 27(2): pp. 128-129.

Bedarkar, S. N. B. W. Narladkar e P. D. Deshpande (2000). Prevalência de infecções por vermes transmitidas por caracóis em ruminantes da região de Marathawada. *Indian Ind Vet. J., 77:* 751-754.

Berbigier, P., L. Gruner, M. Mambrini e S. A. Sophie (1990). Conteúdo de água fecal e sobrevivência de ovos de estrôngilos gastrointestinais de cabras em condições tropicais secas em

Guadalupe. *Parasitol Res.,* **76:** 379-85.

Bhat, M. S., N. A. Sudhan, R. A. shahardar e A. Q. Mir (2007). Prevalência de nematodoses gastrointestinais em ovinos no vale de Caxemira. *J. Vet. Parasitol,* **21** (1): 89-91.

Bhatia, B. B., D. S. Upadhyay e P. D. Juyal (1989). Epidemiology of Fasciola gigantic in buffaloes, goats and sheep in Tarai region of Uttar Pradesh. *J. Vet. Parasitol,* 3: 25-29.

Bhattacharya, N. K. (1989). Goat Rearing. CIRG, Vijay Printing Press, Mathura (U.P.).

Borgsteede, F. H. M. e D. P. Dercksen (1996). Coccidial and helminth infections in goats kept indoors in the Netherland. *Vet. Parasitol,* **61:** 321-326.

Borthakur, S. K. e M.R. Das (2005). Uma abordagem para prever a hemoncose em bovinos em Guwahati usando bioclimatografia: um estudo preliminar. *J. Vet. Parasite/.,* 19(2/-111-114.

Cameron, T. W. M. (1956). *Parasites and Parasitism.* Methuen, Londres, Inglaterra.

Chhabra , R. C., B. S. Gill e S. C. Dutt (1978). Paramphistomiasis of sheep and goats in the Punjab State and its treatment. *Indian J. Parasitol,* **2:** 43- 45.

Da Serra-Freire, N. M. e S. Nuernberg (1992). Distribuição geopolítica da ocorrência de *Fasciola hepatica* no Estado de Santa Catarina, Brasil. *Mem. Inst. Oswaldo Cruz,* 87: 263- 296.

Dakshinkar, N. P., M. R. Sardey e A. V. Pandit (1982). Incidence of helminthes in ruminants of Nagpur region (Incidência de helmintos em ruminantes da região de Nagpur). *Livestock Ad., 7:49-50.*

Deka, D. K., S. Chaudhary e A. Chakraborty (1995). Parasitas de animais domésticos e aves em Lakhimpur, Assam. *J. Vet. Parasitol,* **9** (1) : 21- 25.

Deshpande, A. V. P. D.Deshpande e B. W. Narladkar (2001 a). Commonly occurring round worm species in ruminants of Marathawada region in reference to their age, sex and breed-wise prevalence.*X// National Congress of Veterinary Parasitology,* Tirupati, 25-27th August, p: 50.

Dey, S., P. K. Sanyal, K. Mukharjee, A. K. Sarkar, N. K. Patel, S. C. Mandal e S. Pal (2008). Caprine Parasitic gastrointestinal in semiorganised farming conditions. *Indian J. Vet. Parasitol.,* **22** (1): 77-78.

Dimander, S. O. (1999). The origin and overwintering survival of the free-living stages of cattle parasites in Sweeden. *Ata Veterinaria Scandinavica* **40:** 221-30.

Dinaburg, A. G. (1944a). A sobrevivência das larvas infecciosas do verme comum do estômago dos ruminantes, *Haemonchus contortus,* em parcelas de erva ao ar livre. *American J. Vet. Res.,* 5: 32-37.

Dinaburg, A. G. (1944b). Desenvolvimento e sobrevivência de ovos e larvas do *Haemonchus contortus*, o verme comum do estômago dos ruminantes, em condições exteriores. *J. Agri. Res., 69:* 421-33.

Dixit, A. K. (1996) Studies on epidemiology of gastrointestinal helminthes in dairy animals around Jabalpur. Tese de mestrado apresentada à Jawaharlal Nehru Krishi Vishwa Vidyalaya, Jabalpur.

Dubey, M. e R. K. Chaudhry (1998). Epidemiology of gastrointestinal nematodes of sheep and goats in and around Jabalpur. X Congresso Nacional de Parasitologia Veterinária, Jabalpur, 4-6th dezembro, pp; 75-76.

Endrejat, E. (1964). Helminths and helminthic diseases in Assam (Helmintos e doenças helmínticas em Assam). *Indian Vet. J.,* 41:538-543.

Faaizal , A. C. M. e R. P. V. J. Rajapakse (2001). Prevalência de infecções por coccídeos e nemátodos gastrointestinais em cabras cruzadas nas zonas secas do Sri Lanka. *Small Rumin. Res.,* **40:** 233-238.

Faizal, A. C. M., R. P. V. J. Rajapakse, S. R. Jayasinghe e V. Rupasingh (1999). Prevalência de *Eimeria* sp. e nemátodos gastrointestinais versus ganhos de peso em cabras tratadas criadas na zona seca do Sri Lanka. *Small Rumin. Res.,* **34:** 21-25.

Fakae, B. B. (1990). Alterações sazonais e hipobiose na infeção por *Haemonchus contortus* nas ovelhas e cabras anãs da África Ocidental na savana nigeriana. *Vet. Parasitol.,* **36** (1-2): 123-130.

Forsyth, B. A. (1953). Epidemiological studies on helminthosis of sheep in southern New South Wales (Estudos epidemiológicos sobre a helmintose dos ovinos no sul de Nova Gales do Sul). *Aust. Vet. J.,* **29:** 349-56.

Fritche, T., J. Kaufman e K. Pfister (1993). Espectro de parasitas e epidemiologia sazonal de nemátodos gastrointestinais de pequenos ruminantes na Gâmbia. *Vet. Parasitol.,* **49** (214): 271-283.

Gadahi, J. A., M. Arshed, J., Q. Ali, S. B. Javaid e S. I. Shah (2009). Prevalence of Gastrointestinal Parasites of Sheep and Goat in and around Rawalpindi and Islamabad, Pakistan (Prevalência de parasitas gastrointestinais de ovinos e caprinos em Rawalpindi e Islamabad, Paquistão). Vet. World, 2 (2): 51-53.

Garg, C., D. K. Sharma, R. D. Agrawal e P. K. Raut (2003). Epidemiology of of of *Haemonchus* contortus infection in goats in semi-arid region of India (Epidemiologia da infeção por *Haemonchus* contortus em caprinos na região semi-árida da Índia). *J. Vet. Parasitol.,* **17** (1): 57-60.

Gill, J. S., N. Singh e M.S. Kwatra (1983). Um surto de fasciolíase em cabras no Estado de Punjab e seu tratamento. *Indian J. Parasitol,* **7:** 215-216.

Gordon, H. McL. (1948). The epidemiology of parasitic diseases with special reference to studies with nematode parasites of sheep. *Australian Vet. J., 24.*17-45.

Gordon, H. McL. (1950). Some aspects of parasitic gastroenteritis of sheep (Alguns aspectos da gastroenterite parasitária dos ovinos). *Australian Vet. J.,* **26:** 14-28.

Gupta, R. P., S. S. Chaudhary, N. S. Rupah e C. L. Yadav (1985). Epizootiology of Paramphistomiasis in Haryana State. *Indian J. Anim. Sci.,* **55:**14-19.

Gupta, R. P., C. L. Yadav, S. S Chaudhri (2002). Epidemiology of gastrointestinal nematodes of sheep and goats in Haryana, India. Vet. *Parasitol,* **24** (1-2): 117-27.

Hassan, S. S. e P. D. Juyal (2006). Epidemiological Observations of Paramphistomosis in Ruminants in Endemic Regions of Punjab and Adjoining State (INDIA). Actas do 11.º Simpósio Internacional sobre Epidemiologia e Economia Veterinárias.

Jain, P. C. e S. K. Kamalapur (1971). A short note on the occurrence of Trichuris globulosa (V. Linstow, 1901) Ransom, 1911 from sheep and goats in Madhya Pradesh. *Indian J. Anim. Res.,* 5 (1); 43-44.

Jeyathilakan , N., R. L. Bhaskaran e S. A. Basith (2008). Prevalência sazonal de *Schistosoma spindale* em ruminantes em Chennai, *Tamil Nadu. J. Vet. &Anim. Sci., 4 (4): 135-138.*

Jeyathilakan, N. e V. Sathianesan (1998). Survey of prevalence of common nematodes parasites of domestic ruminants in Kerala. Xth National Congress of Veterinary Parasitology, Jabalpur, 4-6 Dez.; 70.

Jitendran, K. P. (1997). Epidemiology of gastrointestinal nematodes in migratory sheep and goats in North-West humid Himalayan region. IXth National Congress of Veterinary Parasitology, Ludhiana, 6-8, Out.: 58.

Kadir, M. A. e S. A. Rasheed (2008). Prevalência de alguns helmintos parasitas entre ruminantes abatidos no matadouro de Kirkuk, Kirkuk, Iraque. *Iraqi J. Vet. Sci.,* 22(2): 81-85.

Kantzoura, V., M. K. Kouam, H. Theodoropoulou, H. Feidas e G. Theodoropoulos (2012). Prevalência e fatores de risco de infecções parasitárias gastrointestinais em pequenos ruminantes no ambiente mediterrâneo temperado grego. *Open J. Vet. Med.,* **2:** 25- 33.

Kanyari, P. W. N., J. M. Kagira e R. .J M.Homa (2009). Prevalência e intensidade de endoparasitas em pequenos ruminantes mantidos por agricultores em KisumMunicipality, Quénia. Livestock Research Rural Development **21:**11 .

Kates, K. C. (1950). Survival on pasture of free-living stages of some common gastrointestinal nematodes of sheep. *Actas da Helminthol. Society* 17: 39-58. *Washington DC.*

Katiyar, R. D. e A. K. Sinha (1982). Incidence of helminthes in Sheep, goats and cattle in Sikkim. *Livestock Adv.,* 8: 45-49.

Katoch, R. e P. P. S. Chauhan (1996). Observação da dinâmica sazonal de nemátodos gastrointestinais de caprinos. VIIIth National Congress of Veterinary Parasitology, Hissar, 9-11 Out.: 12-13.

Katoch, R., P. P. S. Chauhan e D. K. Jauhri (2000). Incidência sazonal de nemátodos gastrointestinais em cabras da região de Mathura. *Indian Vet. J., 77* (3): 259-260.

Katoch, R., S. Mitra, R. K. Agnihotri, P. K. Sharma (1998). Estrongilose em ovinos e caprinos a grande altitude: A sporadic occurrence. *Indian Vet. J.,* 75 (4): 362-363.

Kaur, H., D. Kaur (2008). Prevalência de parasitas gastrointestinais em animais domésticos de Patiala e suas áreas adjacentes. *J. Vet. Parasitol.,* **22** (2): 25- 28.

Khalafalla, R. E., M. A. Elseify, M. A. Elbahy (2010). Prevalência sazonal de parasitas nemátodes gastrointestinais de ovinos na região norte do Delta do Nilo, Egito. *Parasitol. Res.,* **108** (2): 337-340.

Khyrul, I. M., M. M. H. Mondal e M. A. Baki (1991). I nfecção de Oesophagostomum columbianum em cabras de Bengala Negra em Mymensingh, Bangladesh. Livestock Advisor, 16 (6): 20-24.

Khyrul, I. M., M. M. H. Mondal e M. A. Baki (1990). Incidência da infeção por Moniezia expansa em cabras de Bengala Negra em Mymensingh, Bangladesh. *Indian Vet. Med. J.,* **14:** 146-149.

Kumar, L., S. R. P. Sinha, S. Sinha, S. K. Sharma, K. G. Manda e B. Verma (2005). Studies on *Eimeria* Sp. in goats in and around Patna. *J. Vet Parasitol,* **19** (2): 139-141.

Kumar, R. R., R. Garg, C. L. Yadav, P. S. Banerjee, R. Godara e S. Kumar (2007). Prevalence of fasciolosis in sheep and goats in Uttaranchal. *J. Vet. Parasitol.,* **21** (1): 15-16.

Kumari, S., S. R. P. Sinha, S. Sinha, M. Z. Hoda, K. G. Mandal e S. K. Sharma (2010). Incedência de helmintose gastrointestinal em ovinos e caprinos em Patna (Bihar). *J. Vet. Parasitol.,* **24** (1): 97-99.

Lalbiaknungi, K. (2002). Estudos epidemiológicos sobre os parasitas gastrointestinais das cabras *(Capra hircus)* nas zonas rurais de Jabalpur. Tese de mestrado apresentada a Jawaharlal Nehru Krishi Vishwa Vidyalaya, Jabalpur.

Lateef, M., Z. Iqbal, A. Jabbar, M. Nisar Khan e M. S. Akhtar (2005). Epidemiology of Trichostrongylid Nematode Infections in Sheep Under Traditional Husbandry System in Pakistan (Epidemiologia das Infecções por Nemátodos Trichostrongylid em Ovinos no Sistema de Criação Tradicional no Paquistão). *Int. J. Agri. Biol., 7(4):* 596-600.

Levine, N. D. (1959). The relation of climate to the epidemiology of gastrointestinal nematodes of sheep and cattle. *J. Parasitol,* **45** (Suppl): 59-60.

Levine, N. D. (1963). Weather, climate and the bionomics of ruminant nematode larvae. *Adv. Vet. Set,*

8: 215-61.

Levine, N. D. (1985). *Veterinary Protozoology.* Iowa State University Press, Ames, Iowa.

Recenseamento do efetivo pecuário (2007). 18th All India Livestock Census, Departamento de Pecuária e Lacticínios do Ministério da Agricultura, GI.

Lloyd, S e E. L. J. Soulsby (1978). Levantamento de parasitas em cabras leiteiras. *Am. J. Vet. Res.,* 39: 1057-1059.

Lone, B. A., M. Z. Chishti, F. Ahmad e H. Tak (2012). Uma Pesquisa de Parasitas Helmintos Gastrointestinais de Ovelhas e Cabras Abatidas em Ganderbal, Caxemira. Global Veterinaria 8 (4): 338-341.

Lutu, W. Z. (1983). Parasitismo interno em cabras leiteiras no Quénia. *Trop. Anim. Hlth. Prod.,* **16:** 153-157.

Mahdi, N. K. e F. A. Al- Baldawi (1987). Fasciolíase hepática nos matadouros de Basrah. *Ann. Trop. Med. Parasitol,* 81: 377-379.

Malik, S. Z., I. U. Haq, F. Jabeen e M. A. Chaudhary (1995). Incedência de endoparasitas em espécies ovinas e caprinas no Punjab. *Pak. Vet. J.,* **15** (1): 49-50.

Manna, P. K., S. Pramanik e G. S. Mukherji (1994). Incedência da paramphistomiasis em Bengala Ocidental. *Indian J. Anim. Hlth.,* **33** (2): 87- 89.

Maske, D. K., N. G. Bhilegaonkar e M. R. Sardey (1990). Prevalência de infecções parasitárias em animais domésticos em Nagpur. *J. Vet. Parasitol.,* **4** (2): 23- 25.

Mazhar, M., Z. Iqbal e A. H. Chaudhary (1996). Prevalência e intensidade da hemoncose em função da raça, do sexo e da idade dos ovinos e caprinos. *Pak. Vet. J.,* 15(1): 41-43.

Meshram, M. D., S. Y. Shirale e K. P. Khilare (2007). Prevalência de infecções helmínticas em caprinos. *Indian Vet. J.,* 84: 992.

Ministério da Agricultura, Pescas e Alimentação (1971). Manual of Veterinary Parasitological techniques. Boletim Técnico 18, MAFF, Londres.

Moghaddar, N. e A. Afrahi (2008). Helmintose gastrointestinal em ovinos no Irão. *J. Vet. Parasite, 22* (1): 41-44.

Moghe, M. A. (1945). Results of survey on the nature and incidence of helminth infections in C. P. Berar and Central India. *Indian J. Vet. Sci.,* **15:** 222-230.

Mollah, M. R., A. W. M. S. Islam e M. K. Islam (1996). Epidemiology of abomasal helminthes of Black Bengal goats in Bangladesh. *Indian J. Vet. Med.,* 16(1): 29-31.

Nabavi, R., A. Eslami, H. R. Shokrani, S. Bokaie, P. Shayan e D. Saadati (2011). Estudo sobre a prevalência, intensidade e dinâmica sazonal dos helmintos do abomaso em ovinos de diferentes zonas climáticas do Irão. *World Appl. Sci. J.,* **12** (4): 441-445.

Nginyi, J. M., J. L. Duncan, D. J. Mellor, M. J. Stear, S. W. Wanyangu R. K. Bair e P. M. Gatongi (2001). Epidemiology of parasitic gastro-intestinal nematode infections of ruminants on small holder farms in Central Kenya. *Res. Vet. Sci.,* **70:** 33-39.

Nielsen, M. K., R. M. Kaplan, S. M. Thamsborg, J. Monrad e S. N. Olsen (2007). Climatic influences on development and survival of free-living stages of equine strongyles: Implications for worm control strategies and managing anthelmintic resistance. *Vet. J.,* **174:** 23-32.

Norton , C. C. (1985).Coccidia of the domestic goat Capra *hircus,* with notes on *Eimeria ovinoidalisand E. bakuensis* (syn. *E. ovina)* from the sheep *Ovis aries.* MAFF, Laboratório Veterinário Central, New Haw, Weyb ridge.

Nwosu, C. O., A. F. Agunrinade e B. O. Fagbeni (1996). A prevalência sazonal de espécies de

Haemonchus em cabras de Sokoto Vermelho (Maradi) na Nigéria. *Vet. Res. Commun., 20: 267-272.*

O'Connor, L. J, L. P. Khan e S. W. Walkden-Brown (2008). Interação entre o efeito da taxa de evaporação e a quantidade de precipitação simulada no desenvolvimento das fases de vida livre de *Haemonchus contortus. Vet Parasitol,* 155: 223-34.

O'Connor, L. J., S. W. Walkden-Brown e L. P. Khan (2006). Ecologia dos estágios de vida livre dos principais parasitas trichostrongylid de ovinos. *Vet. Parasitol,* **142:1-15.**

Pal, P. e S. Bandhyopadhyay (2004). Prevalência de nematodíase gastrointestinal em caprinos em Sikkim. *J. Vet. Parasitol,* **18:**127-130.

Pal, S., S. K. Maiti e S. C. Mandal (1998). Prevalence of Parasitic infections in different species of animal in Durg, Madhya Pradesh (Prevalência de infecções parasitárias em diferentes espécies de animais em Durg, Madhya Pradesh). Xth National Congresss of Veterinary Parasitology, Jabalpur, 4-6 de dezembro; 70.

Pant, K., M. K. S. Rajput, J. Kumar, S. Sahu, Vandna, Rajkumari e P. Gangwar (2009). Prevalência de helmintas em pequenos ruminantes na região de Tarai de Uttarakhand. *Vet World,* **2** (7): 265-266.

Panwar, K. (2001). Estudos epidemiológicos sobre parasitas gastrointestinais de animais leiteiros em Jabalpur. Tese de mestrado apresentada à Jawaharlal Nehru Krishi Vishwa Vidyalaya, Jabalpur.

Parihar, M. G., G. S. Manohar, K. M. L. Pathak e D. Kumar (1996). Prevalência de parasitoses gastrointestinais em cabras em Ramsar e arredores, Rajasthan. VIIIth National Congress of Veterinary Parasitology, Hissar, Out., 9-11: 36.

Patel, P. V., B. L. Avsathi e J. J. Hasnani (1991). Incidência sazonal de helmintos parasitas de caprinos e ovinos. *IV Congresso Nacional de Parasitologia Veterinária, GAU, Anand, 22 - 24[ndth] novembro,* pp: 3-4.

Pathak, A. K. e S. Pal (2008). Seasonal Prevalence of Gastrointestinal Parasites in Goats from Durg District of Chhattisgarh (Prevalência sazonal de parasitas gastrointestinais em cabras do distrito de Durg de Chhattisgarh). *Vet. World,* **1** (5):136-137.

Penjhorn, B. K., M. C. Rognile, L. L. Hall e S. E. Kemp (1994). Coccídeo entérico de cabras Cashmere no sudoeste de Montana, EUA. *Vet. Parasitol,* **55:** 137-142.

Prasad, A e T. K. Verma (1999). On the precalence and community dominance among paramphistomes infecting domestic ruminants. *J. Vet. Parasitol,* **13:** 129-133.

Prasad, A., T. K. Verma e P. Dwivedi (1996). Prevalência da infeção por paramistossomos em ruminantes domésticos na região de Rohilkhand, Uttar Pradesh. VIIIth National Congress of Veterinary Parasitology, Hisar, Out., 9-11: 36.

Prasad, J. (2002). Goat, Sheep and Pig Production and Management, 2nd Edn. Kalyani Publishers, New Delhi, pp: 3-11.

Puller E M. 1953. The epidemiology of helminthosis in sheep in winter rainfall regions of Australia (A epidemiologia da helmintose em ovinos nas regiões de chuvas de inverno da Austrália). *Aust. Vet. J.,* **29:** 357-62.

Pundlikrao, B. V. (2009). Estudos sobre os parasitas helmínticos em caprinos da região de Nagpur (M. S.). Tese de mestrado apresentada à Universidade de Ciências Animais e Pesqueiras de Maharastra, Nagpur.

Radfar, M. H., E. Sakhaee, M. Shamsaddini Bafti e H. Haj Mohammadi (2011). Estudo sobre infecções parasitárias gastrointestinais de cabras Raeini *Iranian J. Vet. Res.,* 12(1): 34.

Rajapakshe, R. P. V. J., A. C. M. Faiza, N. U. Horadagoda, I. V. P. Dhamawardana e W. D. Paranagama

(2000). An abattoir study on the prevalence of gastrointestinal nematodes in goats in the dry zone of Sri Lanka. *J. Natn. Sci. Foundation.* **28** (4): 265-275.

Rajkhowa, S. S. e G. G. Hazarika (2001). Prevalência de nemátodos intestinais em vitelos fêmeas da grande Guwahati de Assam. *Indian Vet. J.,* 78: 449- 451.

Ratnaparkhi, R. (1991). Estudos sobre a incidência e o tratamento da fasciolíase em animais domésticos no distrito de Parbhani (Maharastra). Resumo da tese, *J. Vet. Parasitol, 5:145-146.*

Rehbein, S., M. Visser e R. Winter (1998). Espécies de helmintos de caprinos na Alemanha. *Berl. Munch. Tierarzil. Wschr.,* **3:** 427-431.

Roberts, F. H. S. e P. J. O. Sullivan (1949). Methods for EPG counts and larval cultures for strongyles infesting the gastrointestinal tract of cattle. *Aust. J. Agric. Res.,* **1:** 99-103.

Roberts, F. H. S. P. J. O. Sullivan e R. F. Reck (1952).The epidemiology of parasitic gastroenteritis of cattle. *Aust. J. Agr. Res.,* 3: 187-226.

Sahay, S. B., K. S. Pramanik e G. S. Mukherjee (1996). Prevalência de nemátodos gastrointestinais de caprinos em Bengala Ocidental. *Int. J. Anim. Sci.,* **11** (1): 51-52.

Sahoo, P., S. C. Mishra, S. Parida, A. T. Rao e D. N. Panda (1996). Patologia da helmintíase intestinal em cabras de Bengala Negra. *Indian Vet.* J., 73: 920-924.

Sali, V. B. (1969). A carga de nemátodos e helmintas parasitas do trato gastrointestinal dos ovinos em Jabalpur (M. P.). Tese apresentada a Jawahar Lal Nehru Krishi Vishwa Vidyalaya, Jabalpur.

Sanyal, P. K. (1996). Parasitas gastro-intestinais e produção de pequenos ruminantes na Índia. In: Sustainable Parasite Control in Small Ruminants. (Editores) L. F. Lejambre e M. R. Knox. ACIAR Proceeding 74:109-112.

Sanyal, P. K. e D. Gour (1989): estudos sobre a amostragem de pastagens relativamente à disponibilidade de larvas de estrongilídeos ovinos em Tamilnadu subtemperado. *Int. J. Anim. Sci.,* **4** (2): 167-170.

Shah, H. L. e S. C. Joshi (1963) Coccidia (Protozoa : Eimeriidae) of goats in Madhya Pradesh with descriptions of the sporulated oocystes of eight spicies. *J. Vet. Anim. Husb. Res.,* 7: 9-20.

Sharma, D. K., N. Singh, S. V. Vihan, V. S. e H. A. Tewari (1994). Mortality in goats due to parasitic infestation (Mortalidade em cabras devido a infestação parasitária). *Indian J. Parasitol,* **18:** 103-106.

Sharma, J. P. (1984). Estudos sobre a coccidiose experimental e clínica em caprinos *(capra hircus).* Tese de Mestrado apresentada à Sukhadia University, Udaipur.

Shirale, S. Y., D. K. Maske e S. W. Kolte (2001). Bionomics of gastrointestinal helminthes in goats at Nagpur. XII Congresso Nacional de Parasitologia Veterinária, Tirupati, 25-27th agosto, p: 76.

Shirale, S. Y. (2000). Estudos sobre o parasitismo de helmintas gastrointestinais em cabras de Nagpur. Tese de Mestrado apresentada ao Dr. P. D. K. V. Akola.

Shugufta, N., J. Syed Gh., H. Munir (2005). Incidência de nemátodos gastrointestinais em ovinos no vale de Caxemira. *J. Vet. Parasitol.* **19** (1): 27- 29.

Silvetre, A., C. Chartier, C. Sauve e J. Cabaret (2000). Relação entre a diversidade de espécies de helmintos, a intensidade da infeção e o maneio reprodutivo em cabras leiteiras. *Vet. Parasite!,* **94:** 91-105.

Sinasi, U. e B. Ali (2005). Atividade sazonal de nemátodos gastrointestinais em caprinos na região de

Burdur, Turquia. Turk. *J. Vet. Anim. Sci.,* **29:** 441- 448.

Singh, D., C. P. Swarnkar (2010). Regional profile of ovine coccidiosis in Rajasthan (Perfil regional da coccidiose ovina no Rajastão). *J. Vet. Parasitol.,* **24** (2): 121-124.

Singh, D., C. P. Swarnkar, F. A. Khan, C. P. Srivastava, e P.S.K. Bhagwan (1997) Epidemiology of ovine gastrointestinal nematodes at an organised farm in Rajasthan, India. *Small Rumin, Res., 26 (1): 31-37.*

Singh, R. K., R. S. Sisodia, P. C. Shukla e A. G. R. Pillay (1999). A note on incidence of gastrointestinal parasites in sheep and goats in Madhya Pradesh. *Indian Vet. J.,* **23** (6); 133.

Singh, H., H. S. Rai, N. K. Singh e A. Kaur (2005). Prevalência de infecções helmínticas em ovinos em Ludhiana. *J. Vet. Parasitol.,* **19** (2): 97-101.

Sinha, A. K. e B. N. Sahay (1973). On incidence and nature of helminthic infections in goats in Bihar. *Indian J. Anim. Hlth.,* **12:**111-112.

Sloss, M. W., R. L. Kemp e A. M. Zajac (1994). Veterinary Clinical Parasitology. 6ª Edn. International Book Distributing Co., Lucknow, Índia.

Snedecor, G. W e W. G. Cochran (1994). Statistical Methods, 7th Edn. Publ., Oxford e IBM Publishing Co., Nova Deli.

Snedecor, G. W e W. G. Cochran (1994). Statistical Methods, 7th Edn. Publ., Oxford e IBM Publishing Co., Nova Deli.

Sonegaokar, A. D., V. M. Gawali, P. B. Chavhan, A. K. Jayraw, P. J. Gawande e B. S. Baviskar (2007). Incedence of parasitic infection in goats at Nagpur, M. S. Resumo apresentado no XVIIIth National Congress of Veterinary Parasitology, Jammu, Sept. 7-9, pp. 239.

Soulsby, E. J. (1982). Helminths, Arthropods and Protozoa of Domesticated Animals (Helmintos, Artrópodes e Protozoários de Animais Domésticos). 7th Edn. Bailliere and Tindal, Londres.

Sultan, K., A. Y. Desoukey, M. A. Elsiefy e N. M. Elbahy (2010). Um estudo de matadouro sobre a prevalência de alguns helmintos gastrointestinais de ovinos na província de Gharbia, Egito. Global Veterinaria 5 (2): 84-87.

Swarnkar, C. P. e D. SINGH (2011). Papel das bioclimatografias na previsão da infeção por estrôngilos em Rajasthan *Indian J. Ani. Sci.,* **81** (3): 216-23.

Talukdar, S. K. (1996). Prevalência de infecções helmínticas em caprinos em Assam. *J. Vet. Parasitol.,* **10** (1): 83-86.

Tambe, D. S., H. J. Wankhede e J. S. Dhole (2011). Prevalência de infeção helmíntica em *capra hircus* I. Do distrito de Ahmednagar (MS). Pesquisa recente em ciência e tecnologia, 3 (3): 37-39.

Tamloorkar, S. L., B. W. Narladkar e P. D. Deshpande (2001). Pattern of snail borne fluke infections in Marathawada region. *XII National Congerss of Veterinary Parasitology,* Tirupati, 25-27th agosto, pp. 82-83: 82-83.

Thangathurai, R. e J. K. Rao (2002). Ocorrência de parasitismo entérico de cabras na região de Bidar (Karnataka), *Indian J. Anim. Hlth.,* **41** (2): 151-152.

Thapar, G. S. (1956). Systematic survey of helminth parasites of domesticated animals in India (Levantamento sistemático de helmintos parasitas de animais domésticos na Índia). *J. Vet. Sci. Anim. Husb.,* **26:** 211-271.

Theodoropoulos, G., C. M. O. Kapel, P. Webster, L. Saravanos, J. Zaki e K. Koutsotolis (2000). Infecciosidade, locais de predileção e tolerância ao congelamento de *Trichinella* spp. em ovinos infectados experimentalmente. *Parasitol, Res.,* **86** (5): 401-405.

Thilakan, J. N., P. Karunakaran, R. Mathivanan e K. Karunaanithi (2000). Prevalência de parasitas em pequenos ruminantes em condições de exploração. XI Congresso Nacional de Parasitologia Veterinária, Bhubaneswar, 4-6th fevereiro, p: 58.

Tripathi, J. C. (1966). Variação sazonal na produção de ovos de nemátodos gastrointestinais de cabras. *Indian J. Vet. Sci.,* 36: 203-210.

Tripathi, J. C. (1970). Variação sazonal na produção de ovos de nemátodos gastrointestinais de cabras. *Indian J. Vet. Sci.,* **40** (1): 46-59.

Urquhart, G. M., J. Armour, J. L. Duncan, A. M. Dunn e F. W. Jennings (1996). *Veterinary Parasitology.* 2nd Edn., Blackwell Science Ltd., Alden Press, Oxford, Grã-Bretanha.

Yadav, A., J. K. Khajuria e A. K. Raina (2006). Prevalência sazonal de parasitas gastrointestinais em ovinos e caprinos de Jammu. *J. Vet. Parasitol.,* **20** (1): 65-68.

Yadav, C. L. (2000). Influência agro-climática na doença parasitária de ovinos e caprinos. Pashudhan, **15:** 1.

Yadav, C. L., R. R. Kumar, S. Vatsya, R. Garg (2010). Prevalência de anfiostomose em ruminantes na região da capital nacional, Delhi. *J. Vet. Parasitol.,* 24(2): 125-127.

Yadav, C. L. e J. R. Sadana (1999). An outbreak of gastrointestinal nematodiasis in dairy cattle in Hissar. *J. Vet. Parasitol,* 30: 23-26.

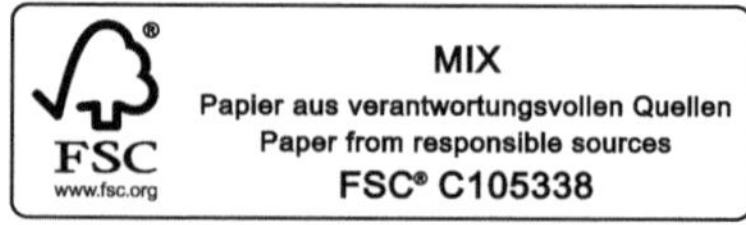

Printed by Books on Demand GmbH, Norderstedt / Germany